救救過敏

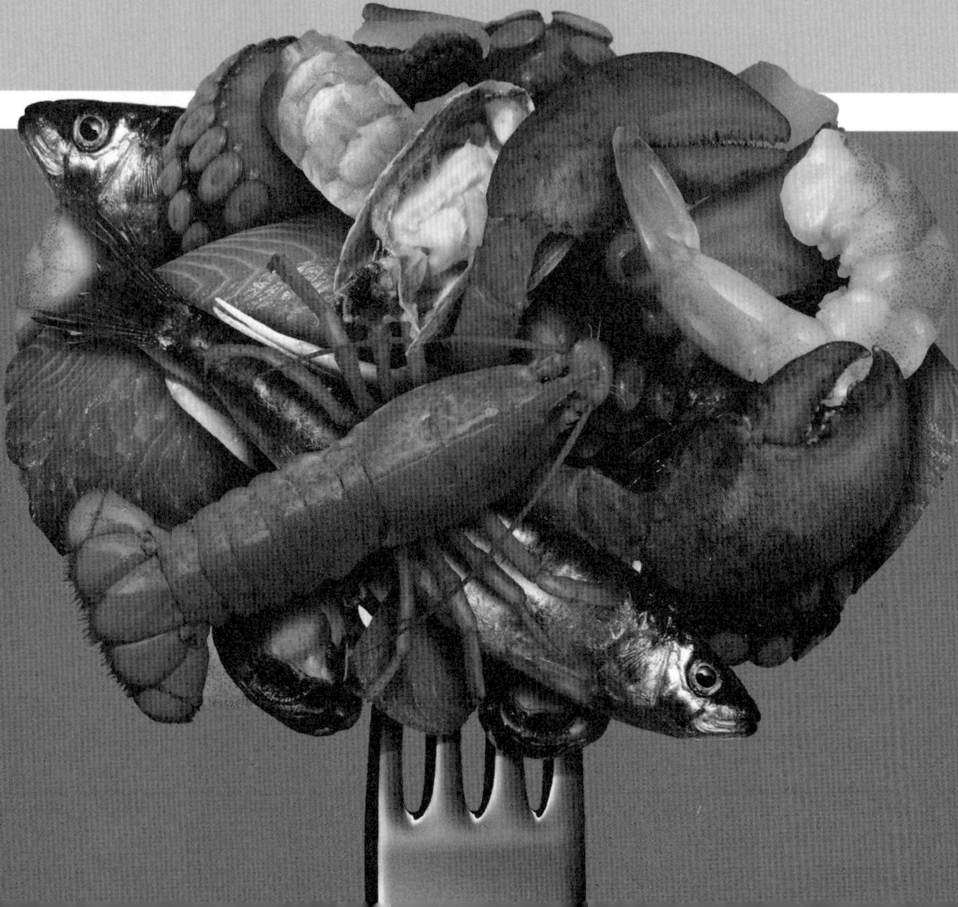

第二章 食品過敏

第三章 過敏人最好要避開的食物

第四章 到底能吃什麼？

作者序／控制過敏，飲食是關鍵！

過敏可能是遺傳、飲食習慣、環境、壓力、疾病等多因素造成，難以「是雞蛋的關係」、或「是家中灰塵的關係」等單項因果關係就加以定論。當然，患者本人或是家人積極隔絕一切所知的要素是不錯的做法，但是要改變遺傳、改變環境、阻隔壓力或是避免疾病都不是一件簡單的事情，畢竟若因過敏換工作、搬家或移民並不容易。

但是，患者本人或是幼兒患者的家長可以積極理飲食習慣的話，相對其他引發過敏的原因，較為簡單且效果好。食物下肚三到五天之間，會在胃、臟器中對腸黏膜免疫產生影響，引發組織與臟器的過敏症狀，這是引起過敏最重要的因素之一。

我治療過許多過敏患者，很多人除了過敏性鼻炎和氣喘外，還併有消化困難、腸躁症等等消化器官異常的情況。有一位消化道系統較弱的年幼患者，因為食用加工食品，一直深受皮膚炎所苦，讓我對於食物過敏這一領域產生好奇，開始研究飲食對於過敏的影響，卻發現這個領域並沒有系統性研究的論文或書籍，相關領域的醫生卻多半優先使用類固醇或是抑制免疫的藥物治療方式。

不過近來開始有醫生以飲食療法治療過敏，或是併用藥物治療與飲食療法，都比單用藥物治療的成效高，甚至於有報告指出飲食療法比抑制免疫力劑的效果更好。更重要的是，一般人除了三餐之外，還會吃零食，服用不知道是否有效的保健食品，所以更加容易引起過敏。想要有效控制過敏，平時管理飲食相當重要，若能好好管理飲食，復發的可能性就會降低。

我創設的網站是以食品過敏的研究成果為基礎，提供過敏患者飲食管理的資訊並進行飲食指導。事實上要患者們記錄每天飲食內容是一件不容易的事情，特別是當覺得吃一點點沒關係的時候，加上幾乎所有飲食多少都會使用人工調味料、食用油，或是覺得食材對身體好所以狂吃、或認定海鮮比肉好……等錯誤觀念，更不用說一天三餐之外，有人為了改善體質而吃的保健食品。無論如何強調飲食管理的重要性，都難以讓患者本人清楚的認知到飲食管理的重要性。

經過數年的個別飲食指導，時至今日，我的患者多半掌握「少吃」而使症狀獲得很好的控制，他們知道什麼飲食會引發過敏，治療結束之後，回到日常生活時，也能清楚知道什麼是有害的飲食，當覺得過敏情況惡化時，可以自我調整飲食清單、盡量少用藥物。

許多養生人士強調自然飲食、多吃發酵食物、多吃當季水果等，有助於改善體質，但這些想法多基於常識，並非依據研究結果與臨床經驗。專研過敏多年，從臨床治療結果看來，我確定一件事「過敏患者沒有多吃什麼最好」，過敏是一種不吃或是少吃為佳的疾病。

過敏患者的飲食療法與糖尿病、動脈硬化等生活習慣類疾病（成人病），以及腎功能衰竭、腎病症候群等等腎臟病患者的食療方式完全不同，甚至與生長期的小孩，或是健康的一般人的飲食療法也不盡相同。

本書希望所有過敏患者，包括目前罹患有嚴重的過敏患者、或是曾經罹患過嚴重過敏、目前好轉中，但還需要持續追蹤管理患者，都能夠閱讀本書，理解正確的飲食療法。

希望透過本書能讓過敏患者理解，透過正確的選擇食物與飲食原則提升自體免疫力，成為聰明的過敏患者與聰明的過敏兒家長。了解如何與過敏共處，才是預防與消除恐懼最好的方法。

此外，本書所講述的飲食療法不僅過敏患者適用，也適用於蕁痲疹、各種濕疹（錢幣狀濕疹、脂漏性皮膚炎、接觸性皮膚炎、主婦濕疹等）、類固醇副作用等各種會引起搔癢的皮膚疾病，與過敏性疾病的鼻炎、氣喘、結膜炎、大腸激躁症、乾燥，甚至是偏頭痛的患者。

集結筆者二十年臨床經驗而成的這本「過敏飲食療法」一書能夠出版，

要感謝金晶美院長、Y-Gelli出版社的各位、Market-r的劉恩靜代表等協助、鼓勵我，同時更感謝多年來不放棄治療，認真進行飲食療法的所有病患。

李吉榮

第一章

過敏人的日常飲食
要注意什麼？

最大的敵人是蛋白質

食物過敏的定義是「食物中醣蛋白（glycoprotein）的成分，會引起免疫反應（過敏反應）」，單純的糖分、鹽分不過引發過敏，只有蛋白質成分會引起過敏。

亞洲人的主食米飯，是碳水化合物的代表性食物，與維生素、礦物質為主成分的蘋果，都含有蛋白質成分在內。所以對於過敏患者而言，米飯與蘋果都是有害的食物。

然而，相較於肉類、魚貝類、牛奶、雞蛋與豆類，米飯的蛋白質含量較低，所以引起過敏的可能性較小，因此，過敏患者可以從主食中攝取到碳水化合物，以吸收人體所需能量。此處可能會有人擔心白米、白砂糖、白麵粉的三白飲食與GI（升糖指數，Glycemic index），但那不重要，除非是糖尿病患者，一般過敏者採取這種的飲食法是沒有問題的。

韓國於一九八〇年代左右進入富裕時代，與過去相比，肉類食品攝取量大增，造成最近孩子們更喜愛吃肉，一般說法是認為吃得好才能長得更好、更壯，這也是事實，最近的青少年與過去相比，確實身高變高、體力更佳，但這對過敏者來說是有害的。

遺傳性過敏體質對具有蛋白質成分的飲食過敏，等於是一出生就帶有無法解毒的體質。加上過去原本屬於農業社會，主食為穀物或是馬鈴薯，能促進腸胃蠕動，對於澱粉的消化能力佳，但消化蛋白質的能力相較於遊牧民族的西方人來說差很多。近來過敏與大腸癌增加就是與攝取過多蛋白質食物有關。

過敏患者如果持續選擇蛋白質為主的食物，會不斷產生過敏原，為了對抗過敏原，必須製造抗體，而造成搔癢與發炎。所以，雖然多吃會長高、長壯，但對於過敏患者來說，過度攝取以蛋白質為主的食物時，搔癢就會更加嚴重，也會妨礙睡眠。

睡不好會造成生長荷爾蒙分泌減緩，對成長造成不利的影響。因此，兩者須擇其一的情況下，放棄蛋白質為主的食物是最好、最單純的解決方法。

例如過敏嚴重的時候減少攝取蛋白質食物，當過敏減緩時，再增加即可。假設罹患過敏現象已經十年的話，症狀嚴重程度會時好時壞，冬天會較嚴重、夏天會較緩和，所以當搔癢與潰爛加劇時，就要限制蛋白質攝取，待狀況稍和緩時，再攝取比較好。

不過，當患者使用類固醇（steroid）或環孢素（cy- closporine）等免疫抑制劑時，因為會產生抑制免疫的功能，所以不太需要節制攝取食物的內容。原本依據攝取的食物而會出現不同的過敏症狀，會因為有類固醇等藥物會在皮膚或是肌肉附近分解蛋白質，反而會不自覺地攝取過多蛋白質，但當服用的免疫抑制劑的效果漸漸流失或是失效之後，就會出現各種副作用與反動現象，所以建議還是要減少或避免攝取蛋白質。

會有人質疑，就算蛋白質是引起過敏的主要兇手，但完全不吃蛋白質會不會對身體有害呢？先說結論，筆者並非素食者，在沒有任何過敏困擾的前提下，攝取大量蛋白質不會產生問題，但最好是選擇擁有更多必需胺基酸的動物性蛋白質。前述長久使用類固醇的患者，為了避免皮膚或是肌肉處的蛋白質流失，所以必須在一定限度內攝取足夠蛋白質，才能恢復皮膚的彈性。

在我過去的治療過程中，針對沒有潰爛情況的普通過敏患者，會建議先嘗試攝取一百克左右的豆腐、瘦肉、熟雞蛋等，觀察身體反應；而已經沒有過敏的患者，則可以攝取想吃的蛋白質量。以含有蛋白質的食品，例如豆腐、無油牛肉、鴨肉[1]、雞蛋等等，不會引起搔癢的食物為主，但不可攝取非天然食物的蛋白質補充品。海鮮類食物容易引起過敏，所以不建議攝取；牛奶會在之後的章節說明，也盡量不攝取為佳。

攝取蛋白質時，雖然種類也是一大問題，但攝取量[2]也非常重要。以牛肉為例，當吃少量時沒有過敏反應，就大量進食的話，也許沒有當場發作，但症狀會慢慢浮現、慢慢變嚴重。

最安全的一日攝取量是不超過兩百克，如果過度攝取的話，從過度攝取的當天起算，至少三天左右要減少蛋白質的攝取量為佳。後續章節會有更詳細的說明，因為蛋白質的種類跟分量兩者皆須考量之故，所以在醫院進行的過敏原檢測，其實並沒有太多參考用處。

1 鴨肉雖與雞肉同為禽鳥類，但相較於牛肉、豬肉、雞肉不同，不飽和脂肪酸多於飽和脂肪酸，就算使用大量食用油處理之後，引起過敏的可能較小。事實上，臨床上也有許多雞肉會引起過敏、鴨肉則沒關係的案例，不過，要注意過度攝取的話，還是會引起過敏反應。

2 依據患者個人經驗來說，鯖魚會引起嚴重的過敏反應，牛肉幾乎不會引起過敏反應。

壞油造成過敏惡化

過敏患者攝取五花肉、炸雞、撒上香油的拌飯、燉牛肉湯等等有使用油的飲食，會出現搔癢、潰爛的發炎現象，對於會出現急性反應（即刻出現過敏反應）的過敏患者來說，這種現象會更加嚴重。

所謂的「油」是指包含烤豬五花肉的用油的動物性脂肪，以及食用油、橄欖油、紅花油、葡萄油、香油、紫蘇籽油等。攝取油性食物會讓過敏加劇的原因如下：

一、食用油、紅花油等含有豐富的亞油酸（linoleic acid），亞油酸在體內會經過不同階段的代謝過程，與組織胺相似的白三烯（leukotriene）會製造出引起過敏反應的物質，增加過敏反應。原本亞油酸是食品中含有豐富不飽和脂肪酸，是對於預防動脈硬化與治療有益的成分，但是經過代謝過程之後，會變成有害物質。

二、油經過加熱會產生反式脂肪、過氧化物、自由基（free radical）等有害物質，這些物質進入人體會成為毒素，特別是沒有換油持續加熱使用的話，有害物質會不斷增加，在臨床上吃了油炸類食物之後，症狀加劇的情況不少，而被認為是好油的香油或是紫蘇籽油，在製作過程中歷經加熱程序，一樣會產生有害物質。

三、油經過熱、光與氧氣之後，引起氧化，其中紫蘇籽油最先酸腐，紫蘇籽油具有抗炎症、抗老化的Omega-3，是好油的代名詞，然而若加入拌飯一起食用的話，反而會產生問題。

筆者於進行治療的過程中，不分飲食種類都建議不要用油，雖然有害成分是問題，但若允許使用油料理食物的話，又會因為不同家庭有不同的料理法而出現恐致變音的差異，特別是喜歡吃多油食物的患者，會難以控制油的含量。

這邊要提出說明，食物本身就含有脂肪成分，所以不是說過敏患者完全不可攝取脂肪，而是在料理食物時，不要使用油炒或油炸的方式，攝取最低限度的脂肪之意。

再者，炒、炸、添加香油、紫蘇籽油，或燉牛肉湯的湯汁、肉汁等等都不食用的話，就能夠減少搔癢，在臨床上比起不攝取蛋白質還要有效。許多人因為堅果類對腦部發育與減肥效果佳，所以愛吃堅果，其實堅果也會引起嚴重過敏，堅果主要成分是脂肪，屬於過敏患者終生需要遠離的食品之一，不僅是過敏患者，連免疫力尚未發育完成的小孩，也盡量不要食用。

我會建議治療中的病患，若吃膩了水煮或是蒸的食物，想吃有加油的菜色或是炒飯時，可以使用醬油、鹽、大醬、大蒜泥、蔥、一點點的芝麻。砂糖、麥芽、果糖、蜂蜜等等甜的醬料則不受限制，若能採用黑糖會更好，糖分雖然不宜過度攝取，但對於過敏患者並沒有任何危害。

而食醋、辣椒醬、辣椒粉等也可以少量添加，在不會刺激的前提下使用。

不要食用有油的沙拉醬，市面上販售的醬料中，不含油類成分的番茄醬相對安全，可以先檢視是否有添加食品添加物，選擇沒有添加的產品購買。傳統飲食或是當季飲食若採用紫蘇籽粉的話，會引起過敏，要多加注意。

油類跟蛋白質一樣，不需要終生都禁止觸碰，患者只要有好轉的趨向，就可以少量添加。建議在飲食中可以先添加橄欖油。橄欖油加熱之後，會比其他油類富含維生素等，對身體有害程度較低。加上橄欖油分子構造安全，不易因加熱而產生化學變化，所以可以先嘗試看看。

當食用橄欖油沒有問題時，就可以嘗試在涼拌青菜或是拌飯時添加一點點香油與紫蘇籽油，只是這兩種油品熱點低，不適合用在油炒料理中。炸雞、或是糖醋肉、豬排等等油炸食品則是不建議食用。想吃雞肉的話，不要選油炸過的炸雞，盡量選擇烤雞、雞湯或是白斬雞等等水煮的料理，或是雞胸肉煮熟之後做成沙拉為主，其他類食物也盡量選擇火烤、蒸或水煮的方式為佳。

多吃蔬果不是人人適合，煮熟的食物才安全

舊石器時代，火的發明使得人類生活品質往前邁進一大步，不僅能在冬日裡溫暖身體、也可保護人類免於野獸的攻擊，最重要的是人類可以吃熟食。在這之前，人類只能吃生肉，進化到熟食之後，就能遠離各種細菌、寄生蟲的傷害。提高食品營養學的價值並廣泛運用，蛋白質的變化與澱粉粒子的糊化（gelatinization），讓消化更順暢，增加人類的壽命。

然而近來追求生食的人群漸增，生食就字面上的意義來說就是沒有經過火加熱、直接攝取自然的原味，優點是不破壞蛋白質與各種礦物質、維生素。但對於過敏患者而言，這個優點反而是缺點。

前面提及食品過敏的主要兇手是蛋白質，蛋白質經過加熱程序會被破壞，卻有助於消化，未經加熱的蛋白質難以消化，引起過敏反應的可能性就會提高，因此，不論吃什麼，熟食比生食更安全，引起過敏的機率較低。

日常生活中，最常吃的生食是魚鮮類、各種穀物以及炒成粉的產品、水果、蔬菜等等。生食用的穀物比米的蛋白質含量高，若不煮熟食用的話，引起過敏的機率會增加，所以過敏患者最好避免食用。

有些人認為生食可以改變過敏體質，或是強調維生素與礦物質的需求，只吃水果、蔬菜，或是飲用蔬果汁，這對過敏患者而言都不是好的飲食方式。特別是胃酸過多、容易腹痛的人，不適合空腹飲用果汁或是蔬果汁，因為胃必須先處理這些較冷食物，導致負擔增加。臨床上也顯示，過敏嚴重的患者可能會出現胃炎與大腸激躁症的機率較高。

水果比我們想像中具有更多的過敏原，很多水果都是直接食用，但在外國，蘋果、香蕉、鳳梨、水蜜桃等，會火烤後食用。生番茄會引起過敏，但煮熟後食用就會減少過敏，所以許多國家的番茄，是料理過後才食用。

再者，蔬果打成汁所攝取的量，與直接吃的量不同，一般啃咬咀嚼的量有限，打成汁的話就可能會過量攝取。蔬果含有有好的成分，也有不好的成分「氮」，這是引起問題的主因，這些成分經由水煮或汆燙稀釋過後，才會相對安全和穩定。基於上述理由，排毒療法與解毒果汁等流行的飲食型態，不適合過敏患者，且這些食療訴求多以減肥或是成人病為主，而非過敏。

生食、有機或排毒等特殊食療法，對於一般正常體質的人來說可能很難說好或不好，必須長時間才能確認。但對於過敏體質的人來說，反而會讓皮膚出現問題，需要花上幾個月甚至好幾年的時間治療，所以相對來說是有害的飲食方式。事實上，排毒法盛行的那段時間，剛好是過敏患者大量出現皮膚問題的時期。

臨床上顯示，最安全的水果是香蕉[3]，其餘的水果則是一天不要超過一兩片，會引起過敏的水果則是完全禁止，有潰爛狀況的患者若是每天都吃一樣以上的水果時，潰爛情況會持續。

生鮮蔬果沒有油，常被當成沙拉使用，葉菜類汆燙過後，添加醬油或是鹽就可以，若打成果汁飲用的話，蔬果內的有害成分與纖維素會攝取過多，對腸胃道產生刺激，破壞腸黏膜的均衡，使過敏情況惡化。維生素或是礦物質的攝取也很重要，但人體所需的三大營養素是碳水化合物、蛋白質以及脂肪，千萬不要本末倒置。

此外，日常生活中我們無意間攝取的生食其實不少，牛奶也是其中之一。牛奶基本上是小牛的食物，小牛的胃有四個，所以比人類的消化吸收能力強。喝牛奶會拉肚子的人，就是與牛奶中蛋白質成分或是乳糖成分不合，因此，過敏患者盡量不要常喝牛奶或乳製品。然而，就算對牛奶過敏，也不見得會對蛋糕、麵包、有添加牛奶的餅乾會有拉肚子的反應，這是因為加熱分解後的蛋白質產生了變化。

含有生雞蛋成分的食品也不少，慕斯與美乃滋就是其中之一。實驗室中，含有消化酵素的燒杯，放進生雞蛋混合攪拌時不會完全分解，但放入熟雞蛋就能完全分解。從上述可以得知生食、熟食的差異，熟食有助消化且安全。

3 香蕉也會引起過敏，但香蕉的主成分是碳水化合物，不會讓胃冷，引起過敏的機率低，熱量又高，適合當過敏患者的點心食用。

營養攝取過度會造成過敏體質

一九八〇年前過敏孩童比較稀少，近年來很多新生兒出生後都有胎熱的情況，爾後才慢慢消失，剛開始大家都還沒聯想到過敏體質。另一方面，那個時期常常掛著兩行鼻涕的小孩很多，筆者於一九七〇年代後期上小學時，都還有著上學要帶手帕擦鼻子的規定。

那麼，這段時間究竟出現了什麼變化呢？期間並沒有出現遺傳變化的事情，是我們飲食文化改變的關係。

營養缺乏時（特別是蛋白質），血液濃度變淡，會使下腹部脹脹的、充滿水分，所以容易掛著兩行鼻涕（細菌感染），但不會造成過敏。相反的，營養狀態好的時候，鼻涕消失，卻可能變成過敏體質，出現清鼻涕與打噴嚏的症狀。

營養狀態不好時，抵抗細菌感染的免疫能力會減弱，但免疫過度反應產生的過敏情形就會降低；營養過剩時，抵抗細菌感染的免疫能力增強，就容易引起免疫過度反應，成為容易過敏的體質。[4]

花粉過敏好發於都市人，而非鄉村人，這是因為環境不同導致的結果，都市多為人造道路，花粉飄散在空氣中的機率變高。就個人差異看來，是營養過剩、運動不足、肥胖造成。以猴子為例，如果是野生長大的瘦猴子，不會出現花粉過敏，但若是人類餵養的、營養好的猴子，就容易誘發花粉的過敏症狀。

一九八五年開始，雞蛋與牛奶的攝取量急速增加，過敏患者隨之增加，前述提及的過敏主要兇手是蛋白質、過量攝取的蛋白質會引起腸內過敏，因此過敏患者必須注意不要攝取過多蛋白質，以免引起消化系統出現異常。

不只是蛋白質，脂肪過度攝取也是造成過敏增加的原因，二〇一一年韓國消費者院根據食品相關資料指出，食品過敏佔整體的百分之十二，特別是十三歲以下孩童的受害比例為百分之三十八，披薩、漢堡等速食產品佔整體的百分之二十四，是引起過敏最主要的食品。

這是因為披薩、漢堡內的食品添加物與肉類、麵粉、牛奶、起士成分一樣。外食的食品多半都有油，這些多油的產品，不僅會導致肥胖與成人病，更會讓過敏情況增加。因此，過敏治療中，盡可能不要攝取帶油飲食，治療結束後也需要控制攝取量。

除了一天三餐之外，保健食品是現代人補充營養的重要管道。過往貧窮時期，三餐溫飽都成問題，所以沒有餘力購買保健食品，在一般進食即可獲得充分營養素的今日，許多人開始服用紅蔘、維生素、Omega-3、鈣片、蜂膠、葡萄糖胺、膳食纖維等保健食品。

保健食品含有許多活性物質，是高濃度濃縮的產品，優點多，缺點也多。保健食品不像一般透過食物攝取的營養素，會在體內經過吸收後排出，而是像藥物一樣，會攪亂免疫系統，產生營養素過量的反應。

這些保健食品推斷的副作用類型[5]有搔癢、蕁痲疹、皮膚起疹子、掉髮、嘔吐、噁心、腹痛、腹瀉、消化不良、胃炎、頭痛、乾癢、水腫、黃疸、發汗、高熱、呼吸異常、生理異常、眼球痛、體重減少等等，多數都是皮膚症狀。

事實上，正常體質的人服用幾週或是幾個月的保健食品之後，會發生蕁痲疹而就診患者不少、也有原本僅有些微過敏突然變嚴重而來就診。保健食品公司主張這些症狀會漸漸好轉。但是過敏必須進行合適的飲食管理，不是運用什麼特別方法就可以根除的疾患。

就算這個方法對極少數的患者有利或有效，但大多數的患者與患者家人，真的可以接受如此模糊不清的宣稱效果嗎？皮膚出現嚴重搔癢時，那種痛苦只有患者本人與家人才懂，治療期短則數個月、長則數年，這不是醫療團隊的問題，是保健食品公司宣稱了他們無法負責的功效。

醫生必須為自己的執照負責，但這些保健食品的公司過於輕視過敏或是其他疾病狀況並不需要負責任。基於這樣的理由，我強烈建議患者不要服用這些保健食品，但若不吃會感到不安的話，只要是不嚴重的患者，可以少量服用一些劑量低的維生素。

---

4 『生物防禦與食品過敏的機能性分析』林秉佑、趙如元，WOW出版社（2002），詳請請參考：http://www.kyobobook.co.kr/product/detailViewKor.laf?ejkGb=KOR&mallGb=KOR&barcode=9788985453349&orderClick=LAG&Kc=

5 此處所列舉的症狀，為消費者申訴的主觀症狀，其原因在科學上目前並沒有明確的解釋。

吃下肚的食品添加物必須慎選

有一種過敏症，稱為中國餐館症候群（Chinese restaurant syndrome），是吃下中國飲食之後，頭與肩膀會發熱、四肢無力，並產生頭痛與腹部腫脹等症狀，起因是味精（麩胺酸鈉、MSG）這個人工調味料。

味精會在腸胃中轉換成麩胺酸（Glutamic acid），麩胺酸在中樞神經中是一項重要的興奮性神經傳導物質，對一部分人會產生有害反應，但傷害程度有高有低，就算發生類似症狀，也能夠馬上恢復，所以沒有太大的問題。然而臨床上看來，過敏患者確實對調味料、色素、保存劑等各種食品添加物有反應，所以需要注意。

味精等食品添加物，不僅可以增添食品外觀、香味與組織，又可提高產品儲存時間，不屬於營養物質，所以在無害人體、不會儲存於體內、少量添加、不會產生化學變化的前提下，消費者可以以較便宜的價格取得某些食物。

但醫療藥品不同，若超過一定攝取量，會對人體產生副作用，與其他化學合成品結合的話，又會產生新的毒，所以必須經過慢性毒素測試、致癌測試等，一一確認可以攝取的安全範圍。

目前常見的食品添加物都已經經過食品單位安全檢驗，在許可標準內對人體可說是無害。然而，也有人批判安全性驗證實驗方式過於老舊。有實驗結果發現，防腐劑是苯甲酸鈉的一種，對於細胞的 DNA 有害，會加速老化，所以也不是可以令人安心的安全範圍，特別是過敏體質的人，更不能相信所謂的容許基準，畢竟人工成分不比天然成分，再怎麼說都會對腸胃造成負擔。再者，也有研究顯示食品添加劑是注意力不足過動症（ADHD）的主因，所以盡可能從小降低接觸食品添加劑的機會比較好。

最重要的是，過敏體質的人盡量不要吃含有食品添加劑的產品，然而加工食品為了味覺與形體固定之故，多少需要添加物，所以也不是一個簡單的問題。要盡量避免合成調味料（麩胺酸鈉、Monosodium glutamate）、合成著色劑（焦油色素）、乳化劑（glycerol、甘油）、漂白劑（過氧化氫）、固色劑（亞硝酸鈉、sodium nitrite）、殺菌劑等添加物為佳，選擇時盡量選擇沒有鈉、合成、化學、調味料字樣的產品。目前添加許多化學成分的加工食品，有火腿、熱狗、魚卵醃製、可樂、泡麵、醃蘿蔔、醃菜、魚板、蟹肉棒、微風爐專用爆米花等。

主要食品添加劑的種類與特徵

保存劑	防止腐敗	起士、巧克力、飲料醬油、麵包等
調味料	出現甜味	清涼飲料、醬油、餅乾、冰果類等
化學調味料	出現鮮味	餅乾、罐頭、飲料、鰹魚粉等
著色劑	使顏色出現的化學物質	冰淇淋、餅乾、糖果等
固色劑	使顏色鮮明	熱狗、魚板製品等
膨脹劑	麵包膨脹	麵包、起士條、巧克力等
抗氧化劑	防止脂肪性產品變色	蛋糕、湯品等
漂白劑	西式顏色	餅乾、麵包、冰果類等
殺菌劑	肉製品殺菌	豆腐、魚板製品等
辛香料	添加香味	冰果類、飲料等

主要食品類對人體有害的食品添加劑

火腿、熱狗	亞硝酸鈉、味精
泡麵	味精
可樂	甲苯酸鈉（合成保存劑）
醃蘿蔔、醃菜	味精、糖精
魚卵醃製	亞硝酸鈉
冰淇淋、冰果類	甘油（乳化劑）
魚板、蟹肉棒	山梨酸（Sorbic acid）、味精、抗氧化劑（殺菌漂白劑）
糖果	色素
豆腐	硫酸鈣、乳酸鈣（凝固劑）
麵粉	苯醚甲環（Difenoconazole）

我們在料理加工食品時，可以在料理過程中做些可以減少食品添加物的程序，例如火腿、熱狗、魚板可以水滾一分鐘，使添加物溶解於水中，醃蘿蔔、或是醃菜先清洗一次再進行料理，而罐頭食物則是可以倒掉裡面的油或是湯汁，再進行料理為佳。

分辨有害的飲食

對過敏患者而言，非天然成分的人造合成食品添加劑本身就具有毒素，最好不吃或是少吃。選擇食品時，一定要注意食品的新鮮度與保存期限。

不新鮮、遭受污染的食物，容易出現黴菌或繁殖細菌，吃下肚會引起毒素反應，伴隨腹痛、嘔吐或腹瀉的症狀。新聞播報「吃了學校營養午餐之後，學生們集體出現腹痛、腹瀉的中毒現象，目前採集檢體調查中」這就是所謂集體食物中毒。當食品出現污染或新鮮度問題時，就會發生這種情況。

這一類案例中，有些學生必須住院治療幾天，卻也會有症狀輕微、或是沒有任何症狀的學生，大部分食物中毒時，除了本人的體質之外，也與細菌脫離不了關係。

也許在同一家餐廳吃了同一餐點，同行的人都沒事，只有某人有事的情況下，該怎麼判斷呢？在這種情況下，如果不是第一次吃的食物的話，可能要先確認食物腐敗的可能性與個人體質是否有問題。

這些情況對正常人可能不會造成太大問題，但是過敏患者只要有小小毒素就會出現過敏反應，所以我常告訴病患，在治療期間不要食用海藻類以外的海鮮，因為海鮮的新鮮度非常重要。

對一般人來說，魚貝類的卡路里低、易消化，能給提供人體優良蛋白質，但是螃蟹、匣子等等甲殼類和貝類容易引起嚴重過敏，特別是在產卵期的時候毒性最強，必須相當小心。鯖魚一類的海鮮，比起腐敗速度，發酵分解動作更快，會產生出引發過敏的組織胺，白魚類相對好一點。現撈上岸的比較新鮮，加工醃製過的海鮮類，可能在加工過程中變數多，導致新鮮度下降，會造成危險，所以不吃為佳。生魚片是沒有煮熟的海鮮，生食是最危險的。曾經有一位病患，在治療完畢之後想說應該沒有關係，吃了一兩次生魚片之後，皮膚就又開始出現狀況。

數年前有一位汗皰疹治療中的病患，他帶著一位有過敏現象的客戶一同來就診，那是一位五十多歲的義大利男性。主訴症狀是手臂乾癢，由於他是外國人，無法持續接受治療，但因也不是嚴重的情況，所以開了保濕劑給他，並請他禁吃或是少吃海鮮。

這位外國患者提到，他因為工作關係常常需要飛到世界各國，一直以來為他治療的各國醫生都沒有禁食海鮮的要求。他回想自己十五歲起住在海邊開始吃鯖魚，乾癢的現象就是在那時期發作，或許是因為鯖魚引起過敏，如今只要吃海鮮就會出現嚴重的乾癢問題。因此，過敏患者若要攝取蛋白質，盡量從豆腐、肉類或是雞蛋中攝取，不要從海鮮、魚類中攝取。

就算新鮮度沒有問題，該項食品依然可能具有毒素，其實關於這部分，不需要死記、只需要理解原理即可。一般來說，與生物生殖或是生產養殖關聯性強，就容易引起過敏，反之則不會。生物都會為了繁衍子孫而產卵或是種子，哺乳類會透過生產並以奶水養育後代，依據這樣的原理，牛奶、雞蛋、堅果類、種子都屬過敏原強的生物，魚或是貝類的卵、內臟，以及動物內臟，都比魚肉、一般肉類的過敏原強。

水果、蔬菜中，草莓、奇異果、番茄、小黃瓜等等連種子都可以吃的蔬果，就比那些種子不可吃的蔬果毒性強，這些食物如同以有刺、有皮、或是以有毒成分進行防禦一般，就像動物為了防止自己受害是一樣的道理。舉例來說，栗子有尖銳的刺，而核桃有堅硬的外殼，銀杏會分泌出有毒物質氰苷（Cyanogenic glycosides）與吡哆醇（Pyridoxine）引發現發紺（Cyanosis）。

從香味與口味區分，臨床上過敏患者必須注意香味強、惡臭、吃起來是酸的、不甜的，或是酸味較強的水果。香味強的魁蒿、白帶等植物，就會比其他植物的毒性強，所以一定要水滾或是煮熟才能吃。同樣是水果，越甜則越安全，例如甜的柿子就比不甜的柿子安全，相較起酸的橘子來說，甜的橘子更安全。

改善過敏從養好腸胃開始

「過敏與腸胃不好有很大的關係！」如果過敏患者有消化和排便問題，肯定就是腸胃的功能不良，吃下了東西無法好好消化、經常胃不舒服、腹痛、腹瀉或是便秘的話，治療的過程緩慢且效果不彰。

為了讓腸胃健康，必須攝取易消化的食物，筆者常常建議患者或是家人，最好從幼兒副食品開始進行飲食療法，讓腸粘膜重新再生。幼兒副食品要使用無刺激性的食材，一開始建議食用米糊或是米粥。

亞洲人腸胃的澱粉消化模式較適合穀物、馬鈴薯，而非肉類，亞洲人的主食是米飯，相較於玄米或是五穀米飯，米飯的營養素稍嫌不足，卻是對腸胃無負擔的食物。然而，因為米含有蛋白質，還是有人對米過敏，不過米經加熱之後，就可以減少過敏可能。

以米飯為主食為族群，米飯過敏的人較罕見。另一方面，玄米、糯米、大麥等雜糧比白米具有更多的蛋白質，雖然具有更多營養素，但纖維質也多，不好消化，容易對腸粘膜產生刺激，腸運動過度會導致腹瀉。所以筆者會建議治療中的過敏患者食用白米飯，因為在主食米飯中可以攝取到許多營養，所以絕對不能讓步。

臨床上顯示，當患者聽取這項建議，放棄五穀雜糧，改吃白米飯之後，過敏的症狀就會減輕不少。腸胃尚弱的幼兒更是不需要吃雜糧飯。而對雜糧飯依然有迷戀的成人患者，建議完全脫離過敏現象之後，或是過了四十歲以上且擔心成人病的時候，方可嘗試。

再次強調，無論主食、副食品或是點心，都要以容易消化、對胃不刺激、沒有負擔的前提選擇。配菜的部分，不要經常使用胡椒粉、搗碎的大蒜、辣椒或辛香料多的方式烹調。酒精對腸胃會產生刺激，所以必須禁止；咖啡、茶、碳酸飲料等要在不會對腸胃造成負擔的範圍內飲用，最重要的就是盡量不要食用刺激性的飲食。

身為治療過敏的醫生，最擔心的是小孩過早接觸漢堡、披薩等速食，以及過度攝取調味料、醬汁。吃漢堡的時候與其說是感受肉的味道，倒不如說是吃醬汁的味道。養成喜醬汁重口味的飲食偏好，對身體會造成負擔，所以父母必須採取必要的飲食教育。

過度攝取發酵食物對腸胃也不好，東方人常使用的味噌、醃菜、大醬、醬油、辣椒醬、泡菜、蝦醬、甜酒釀，以及近來人們愛好優格、起士，對於過敏患者而言，都是有害的。優格與起士絕對不行，但其他可以少量攝取，這些食物在發酵的過程中會合成新的成分與營養變化，所以過敏患者必須小心。

舉例來說，泡菜在熟成的過成中會產生乳酸，具有抗菌功能，抑制腸內有害細菌的繁殖，又富含維生素，但若是持續食用生產線化的發酵食品，情況好壞很難說。菜的部分，若是吃純天然就沒有問題，但若是吃大量生產的菜色，又天天吃一固定量時，就會攝取過多反而破壞腸內均衡，造成腹部膨脹、充滿氣體等等不適的症狀，讓過敏現象更形嚴重。不論如何，攝取必要以上的飲食，會讓身體累積廢棄物，製造出毒素。

前幾年流行過清麴醬湯和乳酸菌，因為對便秘有益，食用這兩項食品之後，過敏變嚴重或是完本沒有蕁痲疹的就診患者增加。二〇一四年食藥處對於遭投訴的保健食品副作用推測的案例中，乳酸菌是最常出現問題的保健食品，其症狀包含腸胃障礙，接下來就是對皮膚的副作用。目前還是有許多醫院會開出乳酸菌處方、許多公司仍然在販售乳酸菌產品，筆者個人卻認為這是一大弊端。臨床上顯示，自小過敏且如今依然有嚴重症狀的患者，因此而承受更多副作用。

當過敏患者需要進行藥物治療時，必須服用西藥或是中藥，不可食用效果不明的保健食品。如果遵守過敏食療原則，不食用乳酸菌，就能保持腸內細菌的均衡，讓腸粘膜的免疫力變好。在此還是要不厭其煩地說，如果是體質正常的一般人，不在此限，但對過敏患者來說確實有不好影響，要治癒過敏症狀必須耗費許多時間，讓患者身心疲累，所以不得不慎重，要記得，不吃就不會有任何問題。

找上筆者的過敏患者，曾經去過許多醫院、經歷過許多治療方法，但多半都失敗收場，最後才會找上我。這些患者幾乎都吃過乳酸菌，如果他們因為乳酸菌而成功改善體質的話，或許就不會找上我。這些患者在治療過程中，或是治療成功後，我都勸告他們不要食用乳酸菌、大醬湯類型食品，要改掉重口味的飲食習慣。任何會對胃部產生刺激的食物，最好不要吃或少吃一點。

第二章

食品過敏

正確治療＋建立觀念，雙重預防有效控制

過敏總是在不斷好轉與惡化間循環，但究竟是什麼原因造成卻很難掌握，從聽到的、學習到的知識去管理控制，卻還是無法根治、反覆發作，讓患者以及家長非常受挫，最後會出現失望、挫折，導致放棄治療。

這是因為沒有系統化的學習相關知識的緣故，常見過敏患者或是監護人不相信給藥的醫生，卻相信周邊親友、網路上的非專家的資訊意見，這對過敏情況，或是治療沒有太大的幫助，更甚至還有過敏患者只相信互相提供的資訊或經驗，這多半都參雜著主觀的意識與錯誤的資訊。

臨床經驗中發現，有不少家長常誤判情況，導致錯過預防或治療的黃金期，讓過敏症狀反覆發生，甚至惡化。若幼兒的過敏體質被誘發了，就很難回到原本完全健康的狀態，可能會需要長期追蹤以及治療。建議父母要把過敏影響健康的風險降到最低，務必從孩子出生起做好過敏預防，尋求醫生的

建言及指示、從環境與飲食多方面著手，才能達到最佳的效果。

引起過敏體質的原因 vs 加重過敏的因素

過敏患者除了飲食之外，還有許多會引起惡化的原因，皮膚乾燥所衍生的問題就是其一。皮膚需要適度的保濕，不要過度沐浴、洗太熱的水等，不要使用洗淨力太強的洗劑或是肥皂，特別是那種會破壞皮膚保濕能力的殺菌產品。強烈建議過敏部位不可進行搓澡，也不要刻意去會發汗的三溫暖或是溫泉，因為那會造成感染，而體溫上升則是會增加搔癢的可能。手過敏的患者，需要減少洗手的次數，盡量只用清水洗手，不要使用肥皂。

從環境狀態看來，春秋換季時、乾燥的冬天，以及室內環境過於乾燥時，都會出現惡化的情況。然而有些患者會在濕熱的季節時症狀加劇，幼兒特別容易在天熱時流汗發作。當環境過於乾燥時，要懸掛濕衣服或用加強器調節室內濕度，特別是冬天時要減少使用暖氣設備；相反的，弱是過於濕熱或是流汗時，顯示濕度過高，就必須使用冷氣或除濕設備。

花粉、沙塵暴、霧霾、灰塵、塵蟎或是貓、狗的毛也是誘發的主因之一。當花粉、霧霾季節來臨時，盡量不要外出，或是戴上防塵口罩為佳。家中不可使用容易累積灰塵的窗簾、沙發布、地毯，寢具必須常常洗滌，或是採用防過敏的寢具，其中最重要的是遠離塵蟎，因此家有過敏兒最好不要養寵物。

因為新家症候群、或是目前的家正在裝潢或是油漆，新傢俱進駐時，都可能會引起過敏惡化現象。在無可避免需要搬新家的時候，要確認室內空間已經經過通風換氣的手續，或是採用各種友善環境素材的傢俱。如果當時有過敏情況，盡量不要重新裝潢或是購入新傢俱。曾有過患者因為辦公室重新油漆之後，導致過敏情況加劇；原本因為嚴重過敏治療中的患者，因為家中重新裝潢，而讓情況更嚴重；還有一位病患因為換了新補習班而導致皮膚更加搔癢。

衣服、飾品、保養品、化妝品等也必須注意，不見得只能使用有機棉的衣服，但因為衣服會與皮膚直接接觸的關係，所以毛線、羊毛、化學合成的衣服都不要穿，盡量選擇溫和觸感的衣服。會碰到脖子的衣服標籤必須剪掉、絲襪、襪子、內衣等等，會接觸身體部位要特別注意，還有避免使用金屬做的鈕扣、皮帶的扣環、鍍金的飾品等，這些都會讓過敏情況變嚴重。

過敏患者對於保養品的反應相當敏感，但仍有患者需要使用這些產品，有嚴重的皮膚情況，不會因為使用特定保養品而好轉，反而會因為這些保養品而提升過敏反應，加重炎症的可能性，所以不要過分依賴。

常見的保養品問題是過度使用油性產品，而讓皮膚長疹子，導致坑坑疤疤。皮膚乾燥時，必須慎選保濕產品，不知該如何選擇時，就選擇過敏專用乳液為佳。

二〇一〇年曾有遭舉發含有類固醇的產品，引起社會譁然，在這件事情被批露出來的前幾年，門診曾經有過這一類過敏患者，說自己不論如何治療，皮膚就是不會好，也曾經看過韓醫院，卻讓問題更嚴重，後來開始找尋各種治療方法，卻依然沒有用處。但是他說皮膚過敏的症狀卻因為擦了某樣特定保養品之後就沒事了，我問他該保養品具有這樣的療效功能嗎？當時我只是疑心，但看到那則新聞的同時，我才知道該位患者使用的是保養品是參有等級頗高的類固醇產品，因為正常的保養品是不會出現那種夢幻效果。所以當任何產品比藥物治療有效時，請務必提出質疑。

也有保養品公司主張瞑眩反應（又稱好轉反應、退病反應），這是指初期症狀嚴重，後來又好轉的情況，再次強調，過敏不可能這樣而治癒，所以請慎選那些過度強調內容物的產品。如同保健食品一般，保養品所產生的副作用，可能需要耗費數個月到數年的時間才能治癒。

可能的話，請使用經過過敏測試的產品，以不超過三樣為主，具有豐沛保濕能力的產品雖然好，但容易讓症狀惡化，所以只有在保濕力不足的時候，少少使用幾次就好，不要長期使用。另外，化妝品需在皮膚不過敏的狀態之下才可使用，更要避免過度清洗皮膚的洗淨產品。

過了青春期後的過敏患者，壓力會是過敏惡化的主因之一，學生階段好發於考試期間、上班族則是出現於剛進公司、或是準備專案時，臨床上也常見高三學生在大考結束之後，過敏現象就會好轉的情況。

幼兒則是以感染為主因，過去有一位幼兒患者就是因為罹患手足口病（又稱發疹性水皰性口腔炎）而導致過敏惡化現象。這一類治療中病患，若因為感冒或是其他病毒、細菌感染的話，容易導致過敏現象惡化，或是因為預防接種，而引起感染現象，所以接種疫苗時，必須注意身體情況。

以上情況是飲食之外可能導致皮膚過敏發作或惡化的情況，其中壓力雖是無法避免的，但也不需要刻意尋找好的地方搬家或是移民，只要能夠確實做到預防管理即可，例如環境清潔、或是其他必要措施，確認使用的各種產品等等，這些做法都不難。

食品過敏的症狀

當飲食以外的情況能夠控制得宜，飲食管理就不難，但飲食其實比環境或其他因素更需要進行長時間的管理。個人每天所吃下的食物、以及當時的身體狀況，特別是腸胃免疫的狀況不同而會出現不同的反應，所以難以做到完整的事前設定與適當的管理。更不用說飲食過敏的症狀，不僅與負責消化排泄的腸胃有關，更與皮膚、呼吸系統、神經系統、泌尿器官等身體各項器官與組織有關，所以更加困難，首先來看引起飲食過敏的一般症狀。

各器官與組織的飲食過敏症狀

器官與組織	過敏症狀
皮膚	蕁痲疹、搔癢、過敏與濕疹惡化
黏膜	血管水腫（Hereditary Angioedema）
呼吸系統	呼吸困難、打噴踢、鼻涕、痰

消化系統	嘔吐、腹痛、腹部膨脹、腹瀉、脹氣
神經系統	頭痛、偏頭痛
泌尿系統	頻尿
精神、行動	興奮、疲憊、疲勞

根據上表，當吃錯食物時，會造成蕁痲疹或是身體搔癢，原有的過敏或是溼疹等的皮膚病會惡化，蕁痲疹是吃了特定飲食之後，二十四小時內會發作，臨床上顯示可能是吃了甲殼類、魚貝類等的海鮮、豬肉、雞肉等肉類、小麥等穀類，火腿等加工食品、披薩與漢堡等速食，有時芒果一類的熱帶水果也是原因之一。

蕁痲疹嚴重的情況下，嘴唇、舌頭、眼皮、手指、腳趾等都會浮腫，出現血管水腫現象，更可能會讓喉嚨腫脹，出現呼吸困難的症狀，此時就必須馬上送至急診室。會誘發喉嚨腫脹的食物有螃蟹、龍蝦、蝦子等甲殼類，花生、核桃、杏仁等等堅果類，而肉類、加工食品、速食等不會造成喉嚨腫脹。

如果曾經因為吃了甲殼類、或堅果類等特定食物，而讓自己陷入生命危險的經驗，就會知道自己一生都不可以食用這些食物，而若沒有蕁痲疹或起疹子的輕微搔癢，則多數會在幾小時內消失。

再者，進食吞嚥過程中，也可能引起嘴唇或是咽喉搔癢等過敏現象，同樣的若沒有浮腫現象的話，也會在幾小時內消失，還有，蘋果、梨子、水蜜桃等水果引起的水果過敏，也可能會造成嘴唇起泡，嘴內或是咽喉搔癢的情況。

食品過敏的症狀出現在消化系統時，會有腹痛、嘔吐、腹瀉、腹部腫脹等情況，但有時就算吃了特定食物，也不見得會出現嘔吐或腹瀉，頂多有腹部脹氣的現象而已。臨床上顯示，化學調味料、或牛奶、乳酸菌等乳製品，麵粉等會出現這種情況，前述章節提及會引發蕁痲疹的飲食，也可能只會引發非蕁痲疹類的消化系統過敏症狀。

有因為吃下特定飲食而引發頭痛或是偏頭痛的情況，常見是化學調味料或是花生、殼桃等堅果類，偏頭痛是吃下含有類似酪胺（tyramine）或苯丙胺酸（phenylalanine）的飲食造成的，通常產生於巧克力、起士、紅酒、熱狗的切製或是乾燥的過程，而含有咖啡因或是酒精的食物，也是誘發過敏的原因之一，所以不吃為佳。

而頻尿、疲憊、疲倦等神經現象也是相當主觀的症狀，難以直接認定為食品過敏，但若吃了特定飲食後出現這類症狀的次數過多的話，就必須懷疑是否為食品過敏。

食品過敏加劇反應

過敏患者可能因為食物過敏產生蕁痲疹或是血管水腫的現象，這種過敏反應是即時的，通常都在進食後幾分鐘到幾小時內會出現，所以很容易察覺造成原因的飲食為何。進食後幾小時內，一旦出現腸胃狀況，如腹痛、腹瀉、嘔吐、腹部膨脹、脹氣等腸胃的症狀，有時不會出現蕁痲疹現象，而是眼角紅腫或是皮膚搔癢，這也是即發性的過敏反應，最佳的處理方法就是不要吃這些造成過敏的食物。

過敏或是貨幣型皮膚炎（圓型或是貨幣模樣的濕疹）、長汗皰疹（手腳皮膚出現透明、小小水泡的非炎症水泡型疾病）等濕疹，或是類固醇副作用的患者，會出現更嚴重的現象。就算不會馬上出現，也可能會在夜晚出現嚴重搔癢或是潰爛部位擴增、水泡數量大幅度增加、起疹子等等現象。而這種情況可能會在進食後一天、或是兩天內出現，此時要記下引起這些現象的飲食，以後要盡可能避免。

如上所述，這些即刻引起過敏現象，如蕁痲疹、眼角紅腫等現象的主因食物，可以輕易分辨，但若是進食後二十四～二十八小時後才出現反應的話，就難以確認過敏主因，稱為遲延性過敏反應。常見的食物可能是麵粉、牛奶、食品添加物等等，我會要求治療中的患者不要吃這些東西，當治療結束之後也要少吃。臨床上顯示，過敏或是濕疹患者中，在潰爛或是搔癢不嚴重的情況下，只出現皮膚乾燥、紅斑，或是脫皮等現象居多。

蝦子、螃蟹、小麥、牛奶、豆類等普遍被認為是引起過敏機率高的食物，但個人情況應該最優先考慮，所以第一步驟是記錄下平時攝取的食物，當出現疑心造成過敏的飲食時，記下相關情況，會對後續找出解決過敏問題的方式有幫助。

如果不想終身服用免疫抑制劑的話，需要在日常生活中進行最基本的飲食療法，改善免疫系統，才有助於改善過敏。我治療的患者中，也有一開始完全不覺得自己的症狀與進食情況相關，然而依據我的指示進行飲食管理之後，他才認同不能忽略飲食的重要性，甚至於會告訴其他患者務必控制飲食才行，這樣的轉變是否令人覺得很有趣呢？

採用類固醇或環孢素等免疫抑制劑的患者，可以抑制過敏反應，所以飲食幾乎不會造成任何影響，因此造成這類患者忽略食療的效果。臨床上顯示使用一段時間的免疫抑制劑也無法讓情況好轉，此時醫生只好加重藥量、或使用更強效的藥劑。但是免疫抑制劑的用量與強效藥劑也不能無限上加，劑量超過會有危險，所以為了不產生這些危險情況，需要飲食療法輔助。

有願意改善個人免疫系統的患者，當服用免疫抑制劑之後，情況好轉逐漸減少藥量的時候更需要注意，因為當被抑制的免疫突然出現過敏反應時，可能伴隨危險的情況，所以這個時期，必須積極地管理飲食。

檢驗過敏原的限制

這十幾年來我對病患進行系統化的飲食指導前，會要求他們先做一個過敏原的檢測，患者都會詢問是否去做檢測之後，不吃那些食物即可。過敏原檢測如果正確且可信的話，迴避療法確實是不錯的方法。然而，目前為止過敏原檢測尚無法完全確知，往後可以完全確定的可能性也不大。

一般醫院所做的過敏原檢測方式，是透過抽血確認檢測特定抗原是否在體內有抗體的MAST檢驗（多種過敏抗原檢查、multiple allergen simultaneous test），此時會被當成抗原使用的食品抗原有豆類、牛奶、起士、蛋白、螃蟹、蝦子、鮪魚、鱈魚、鮭魚、豬肉、雞肉、牛肉、檸檬、萊姆、橘子、水蜜桃、麥、米、大麥、洋蔥、花生、酵母、番茄、鯖魚等，還有可能加上刺槐、花曲柳、白樺、黴菌、貓毛與狗毛等等。

過敏原檢測的第一個問題是，上述抗原檢驗種類少，無法完全涵蓋實際生活時會接觸到的事物；第二，這個檢測的敏感程度低；第三，這一檢測並沒有將腸胃免疫的狀況涵蓋進去，也就是這個測驗僅包含進食時會引起過敏的飲食，然而大部分可能能透過腸胃道消化酵素或是免疫球蛋白Ａ（IgA，Immunoglobulin A）、淋巴球等防禦功能所擋掉的免疫狀況卻沒有被考慮在內。

目前飲食過敏的檢測尚不完整，更不用說飲食的種類與新鮮度、攝取量、腸胃情況等等，都會造成影響，難以一概而論，但不能因為這樣就說過敏與飲食完全無關，或是影響很小。前述提及的飲食療法，在過敏研究的活用上都已經有正面的結果，目前許多醫生更認同透過患者與家人的實際經驗作為臨床經驗。

第三章

過敏人最好要避開的食物

雞蛋、牛奶、豆類是三大地雷

幾乎所有食物都會引起過敏反應，但其中三大誘發過敏的食物是牛奶、雞蛋、豆類。客觀來看，這三種食物比起蝦子、螃蟹、蕎麥、花生、鯖魚來說，並不是強烈過敏原，但若過早開始食用或是當成主食反而不利，更不用說這三大食物可能會使用在各項加工產品中，容易過量攝取。

牛奶、雞蛋、豆類為原料的加工食品	
牛奶	優格、奶油、起士、冰淇淋、麵包、薄餅、泡麵、熱狗
雞蛋	通心麵、義大利麵、炸物、油炸粉、美乃滋
豆類	豆腐、火腿、水餃、肉串、麵類

依據上表，以牛奶為主成分的食品有優格、奶油、起士，以及麵包、薄餅、

泡麵、熱狗等等，標示成分為酪蛋白（Casein）；通心麵、義大利麵、油炸粉等等添加有雞蛋蛋白質，慕斯或是美乃滋則是採用生雞蛋，所以是加工食品中最容易引發過敏；火腿與水餃多會使用豆類蛋白質為接著劑，這一類產品標示會是「豆類」或是「植物性蛋白質」。

如果十分確定引起過敏的原因是來自於牛奶、雞蛋或豆類的話，就要注意含有這類成分的加工食品，少吃或是不吃為佳。我曾見過一位對雞蛋過敏的患者，只要吃到含有雞蛋成分的餅乾，就會從喉嚨開始發癢，吞食之後會覺得胃脹、消化不良。

為預防這種情況，只能不吃。對於過敏患者來說，色素、調味料、防腐劑等等人工合成食品添加物才是大問題，如果過敏現象不嚴重的話，最好盡量挑選添加物少的加工食品。

其他誘發過敏的食物

牛奶、雞蛋、豆類之外，常見的、引起過敏機率高的已知飲食，必須加入飲食管理清單，接下來會介紹常見的誘發過敏的食物。

甲殼類 攝取蝦子、龍蝦、螃蟹後幾個小時內會出現蕁痲疹，或是眼皮、嘴唇浮腫等血管水腫，嚴重會造成喉嚨腫脹，特別是螃蟹，最容易引發嚴重過敏。當治療結束，再吃了醃螃蟹或是花甲蟹，會讓症狀再度惡化，或是再次出現蕁痲疹，不得不說，這種情況真的很常見。蝦子相對於螃蟹來說好一些，但也屬於易引發過敏的食物，必須小心為妙；海龍蝦[6]並非常見的飲食，但若螃蟹是過敏原的話，海龍蝦也肯定是過敏原，不吃為佳。含有甲殼類的殼，也就是甲殼素做成的減肥產品幾丁聚醣（Chitosan）也禁止食用。

魚貝類 貝殼、烏賊和魚是會引起過敏的食物，特別是產卵期的毒性最強。尤其居住在非海邊地區，更要注意新鮮度的問題。生魚片屬於生食，需要禁吃，治療結束之後，可以嘗試看看新鮮、少油的白魚魚肉，看是否有不良反應，若無不良反應，則可食用。

禪食[7] 是指生吃各種穀類或是豆類，或是僅稍微拌炒後食用之意，比米飯的蛋白質含量高、又是未經加熱、沒有經過變化的蛋白質，所以不易消化，容易引起過敏。再次強調，過敏患者的主食必須是白米飯，梗米比糯米易消化，過敏患者一旦以禪食取代米飯為主食，就會產生消化不良的症狀，如脹氣、腹瀉等，皮膚也容易變紅；所以幼兒副食品最好從米糊開始。

各種保健食品 保健食品中，如同綠球藻（Chlorella）一類以蛋白質為主成分的產品不少，高濃度濃縮的成分進入體內，像藥物一樣，會破壞免疫系統，對過敏患者反而是毒。再者，保健食品並非只有有效成分，通常都會含有防腐劑、安全暨、著色劑、固定劑等等，為了容易在胃中溶解消化，添加崩解劑（disintegrant）一類的合成化學添加物。

從這個角度看來，還不如藥材明確的韓藥還比較好，所以請拋棄以保健食品治療過敏的想法，我只有曾經給過一位口腔炎（stomatitis）治療中的病患，可以攝取維生素C的建議，雖然高劑量的維生素C療法目前為止依舊是常用於過敏患者的療法之一，但由於一般副作用較高，所以通常我不建議使用。

用油量多的肉類 除了嚴重過敏患者外，只要不過量攝取少量油煎煮的瘦肉，就不太會引起過敏反應。但是用油量多的五花肉或是含皮的雞肉、用油炸的炸雞、糖醋肉、豬排等等，都會引起過敏反應，使過敏加劇。

一般情況下，我會讓可以吃肉的患者，盡量食用燉牛肉或是清牛肉湯為主；對於幼兒會建議從小塊牛肉開始嘗試，牛肉會因為剪成小塊而破壞蛋白質的構造，易於消化，若必須外食時，也可以選擇採用安心牛肉的店家。療程已經結束的病患，還是盡量不要吃用油太多的肉類，特別是用油炸的炸雞，會再度引發過敏，所以治療結束一年內也禁止食用。

各種食品添加物 人工色素、調味料、防腐劑等會在體內形成毒素，所以過敏患者不論是治療中還是治療結束，最好都別碰，嚴重的過敏患者可能會因為一點點調味料而產生過敏反應。加工食品中，熱狗、火腿、蟹肉棒等等以亞硝酸鈉，也就是成色劑染紅的食物，對身體的毒害不小，需要特別注意。不要攝取水餃、烤肉串、煎肉餅等等以碎肉混合醬料調理而成的冷凍產品，我也曾經在二十幾歲左右，因為食用冷凍食品而造成過敏，度過一段非常慘澹的歲月。

花生 是所有豆類產品中最容易引起過敏的一種，不因加熱而質變，所以不會因為煮熟或是炒過就能減少過敏現象，容易引起喉嚨浮腫或是偏頭痛等嚴重反應。若曾經有過這種情形，則建議禁止吃花生為佳，還有添加花生的巧克力、或是花生油等等也盡量不要食用。我在治療患者時，腦海中都會依據患者的狀態模擬著患者「一週後會帶着紅潤的臉出現、一個月後會出現角質……」，但曾經有一位患者，明明已經到了該好轉的時間點，皮膚卻更顯紅腫，一問之下才知道，因為該位患者認定花生對身體好，所以他每天都吃十顆花生，這就是為什麼該好轉的時間點卻沒有好轉時，必須開始疑心是否是飲食導致的原因。

堅果類 如核桃、栗子、松子、杏仁、銀杏、開心果、胡桃、夏威夷果等，在其生殖與繁衍的過程中，帶有毒素，主成分又是脂肪之故，所以常會引起過敏，其主要過敏症狀為喉嚨搔癢。多數人以為堅果類對腦部健康有益，所以幾乎天天吃，但是過敏患者必須禁止食用這類食物；對於非堅果類過敏患者來說，狀況好的時候可以食用一些帶有堅果類的冰淇淋或是巧克力做為點心。

蕎麥 蕎麥麵和韓國冷麵的主要材料是蕎麥，因為對減肥有效果所以常添加於飲品茶類，然而蕎麥是所有穀類食品中引發過敏最嚴重的食品，進食之後會難以消化，讓肚子脹氣，而引起過敏。嚴重時會出現血管水腫或是喉嚨腫大的情況。為了讓治療有成效，所以治療中的過敏患者建議不吃，治療結束之後也要視個人情況斟酌，經過少量食用確認不會引發過敏再食用。再者，蕎麥可能會引發氣喘，所以過敏與氣喘患者都不可使用蕎麥枕頭。

麵粉 麵粉引起的過敏不僅是吃下肚造成，有時連碰觸到或是吸入空氣中的麵粉也會造成過敏，西方的麵包師傅所罹患的氣喘，被稱為「麵包氣喘

（bakery asthma）」。麵粉中的蛋白質經過攝氏一百二十度以上會減少活性，所以製成麵包或是餅乾時，引發過敏的可能性較小，但由於以麵粉為主食的人不少，多數甜點也會使用麵粉，所以還是會引起過敏問題。

麵粉引起過敏的情況，屬於遲延性過敏反應，不容易確診，但我常跟治療中的患者強調，主食必須是白米飯、盡量不要食用其他的碳水化合物，只是麵粉類製品，像是麵包等等由於非常好吃，一吃就無法停下來的緣故，可能導致進食量過多，所以治療中不要吃麵粉類製品，治療結束之後也盡量少吃。

如若理解上述說明，就能夠協助過敏患者或是家人，盡量降低食物造成的過敏現象持續或再次惡化，然而，在治療過敏患者的情況中，只這樣做依然不夠。

我在診療中和透過網站持續的教育過敏患者應有的飲食療法，然而飲食療法的原則卻難以完整應用在患者的飲食中，治療過敏患者的醫生常常會聽到「這週情況不好」、「好了一段時間，可是幾天前又開始變嚴重了」、「已經有段時間都沒有關係了，可是上週又復發了」一類的反覆症狀出現。

每當進行食療指導的時候，過敏情況又漸漸減少，讓我每回聽到患者說明自己進食的情況時，都會開始不安。還有那種已經給予食療菜單，卻又不願意按時回診的患者說出「換了乳液」、「有點感冒」、「必須打預防針」等等時，就會知道下個階段會出現哪一種過敏反應，深深覺得患者需要更有系統性的飲食管理。

6 此處為直譯，若是台灣常見的龍蝦種類，可能可以以「龍蝦」、「波士頓龍蝦」取代，但是原文中表示「海龍蝦」不屬於常見食物，而在台灣波士頓龍蝦又較龍蝦便宜，所以譯稿中選擇保留直譯。

7 佛教於參禪時，為使頭腦清晰、不增加腸胃負擔而實用的餐點。

免疫反應相似的同種類食物

與種系發生學（Phylogenetics，又稱系統發育學，簡稱為譜系學）相似，食品也有相似抗原性，當對其中一種食物過敏時，與其相似的其他食品也會產生過敏，我們稱為交叉反應。舉例來說，吃了蘋果之後會出現嘴唇浮腫時，吃水梨也可能會出現類似的症狀，吃螃蟹會引起過敏反應的人，吃蝦子或是海龍蝦也會出現類似情況，引起交叉反應的植物性產品與動物性產品。

對牛奶過敏的人，不一定對牛肉過敏；對雞蛋過敏的人，不一定對雞毛、雞肉過敏，然而，對牛奶過敏的人，對山羊乳過敏的機率高，經驗上，若會過敏的話，則必須謹記會引起交叉反應的食物，並於進食時留意才行。

引起交叉反應的動物性產品

哺乳類動物	鳥類	魚類	甲殼類	軟體動物
牛	雞	鯖魚	螃蟹	包唔
豬	鴨	鮪魚	蝦子	文蛤
羊	鵝	鱈魚	龍蝦	牡蠣
兔	火雞	鮭魚	海龍蝦	紅蛤
		白帶魚		烏賊
		沙丁魚		章魚

第四章

到底能吃什麼？

部分水解低敏奶粉是過敏寶寶的好選擇

第二次世界大戰過後，男性人口銳減，造成人力市場嚴重不足，使得傳統上只需負擔生育、養育的女性，在愛國的號招之下，開始走進社會，成為工作人力的一部分，同時也造成嬰幼兒奶粉需求大增，而這被視為是過敏現象增加的原因之一。

所以牛奶成為喝奶粉長大的新生兒最早接觸的飲食，也是最主要的蛋白質供應來源，不過牛奶是提供給胃較堅實的牛寶寶飲用，牛奶的蛋白質含量為每一百公克有3.5克，而人類母乳是1.1克，可見牛奶的蛋白質含量比母奶多上三倍之多。不過目前嬰幼兒奶粉的蛋白質含量已經調整到與母奶一般，已經不會造成太大問題。

不過，母奶與奶粉的蛋白質種類依然不同，可能也會有所不合的情況，有助消化的乳清蛋白與不太助消化的酪蛋白的比率，在母奶中是6：4，但牛奶中是2：8，也就是牛奶中的酪蛋白成分較高。由此看來，若是幼兒喝了幼兒奶粉會出現嘔吐、腹瀉情況，推薦盡量選擇低過敏奶粉為佳，這一類奶粉會選擇助消化的蛋白質，進行事前分解，降低過敏的可能性。

曾經有一位不到一歲的過敏幼兒患者，當時我要求這位母乳媽媽必須進行飲食療法。如果媽媽採取奶粉餵養，沒有出現腸胃問題時，可以繼續餵食奶粉，但如果出問題的話，建議改用低過敏的奶粉，以及直到過敏症狀解除之前，暫時不要餵食幼兒副食品。幼兒的腸胃免疫系統尚未完全，所以攝取的飲食很容易造成極大的影響，只喝奶粉的話，能夠控制各種變因。母奶比奶粉的優點多，其中一項優點就是可以預防過敏，但若母奶媽媽沒有進行飲食療法的話，孩子的症狀也可能不會好轉，所以奶粉媽媽也不需要因此過於自責。

寶寶副食品的順序：米粥↓葉菜類蔬菜↓黃色蔬菜↓水果

幼兒副食品多從滿四個月到六個月左右開始餵食，然而有些微過敏的孩子建議從六個月之後再開始，而症狀嚴重、需要治療的幼兒，就必須遵循一定的時程，簡單說來就是痊癒之後才可開始。

幼兒副食品可以往後延，畢竟餵食副食品的目的在於訓練往後該如何進食，而非以營養為目標，所以等到十二個月之後再開始也不會有太大問題，不要為了一時的不安或方便，非要在這個時期餵食副食品，反而會讓過敏現象加劇，造成媽媽跟孩子的負擔。

我總是要不斷安撫有這樣困擾的媽媽，讓這些媽媽們不要過於擔心，畢竟人總是不可能一次就抓到兩隻兔子，先抓到一隻，然後再抓另一隻是比較合理的選擇，但也沒有要讓另一隻逃跑的意思。當過敏消失時，咀嚼固體類食物的能力是可以跟上的，況且現階段成長所需要的營養都可以透過母奶或是奶粉獲得，營養供應上是沒有任何問題。

前述提及米糊是引起嬰幼兒過敏危險性最低、最易消化的副食品，當米糊沒問題時，可以以一週添加一種食材，這樣才能確定引起過敏、或引起消化不良的問題點為何，通常副食品的順序為：米粥、葉菜類蔬菜、黃色蔬菜、水果，從最不易引起過敏的飲食開始，過敏患者的菜單大致是照這個順序。

舉例來說，一般五到六個月左右的幼兒會餵食糯米與碗豆，但這對過敏幼兒來說並不安全，所以建議延後嘗試，至於較容易引發過敏的海產類、堅果類、花生等等，要等待腸胃相對成熟的三歲之後食用較佳，當然，三歲之後可能過敏就會消失或是狀況趨緩。

戒不掉牛奶？每日不能超過二百毫升

之前有提到，牛奶是三大過敏原食物之一，過敏患者不宜每天攝取定量的牛奶，然而若不是喝了牛奶就馬上喘不過氣、或是腸出血的情況時，一般人也不會知道自己原來對牛奶過敏。這是有點危險的，一般會出現嚴重情況的患者，不用醫生指示也不會喝，但不知情的情況下喝牛奶的情況反而更多。我曾有一位孩童過敏患者，只要一喝牛奶，眼角就會出現過敏症狀、沒喝就會消失，正是一位標準的不需要特別治療，只需要不喝牛奶即可的病患。

牛奶的過敏反應多屬延遲性反應，所以患者常在不知情的情況下持續攝取，再加上食用許多加工製品，像是優格、冰淇淋、麵包、餅乾、拿鐵飲料等等，就可能會出現過度攝取的情況。使體內累積過多尚未消化的蛋白質，造成抗體累積，引起皮膚異常，不過在這之前就可能出現腹痛、或是腹瀉，或是肚子充滿空氣等等腸胃的訊號症狀。

平時沒有齒科問題卻有口臭的人，多半也都可以透過戒到牛奶或是乳製品獲得緩解，這是因為牛奶會累積無法消化的蛋白質，使得腸道增生腐敗菌的關係。

除了喝嬰幼兒奶粉的幼兒之外，治療中的過敏患者不要喝牛奶，而治療結束之後，為了成長著想，可以選擇沒有添加物的白牛奶、一天約喝兩百毫升以下為佳，但若不想喝的話，可以從其他具有蛋白質的食物中攝取，也不是非喝不可。

成人患者則是需要避免每天喝牛奶或是優格，當想喝的時候，可以到便利商店或是小超市買個一小罐來喝即可，如果買大罐的話，不想喝也會常喝，但牛奶並不需要像吃藥一樣準時食用，盡量選擇沒有添加牛奶的即溶咖啡飲用，去咖啡廳時，選擇美式咖啡為主，少量飲用拿鐵無妨。

事實上有些患者是幼年時期沒有過敏，反而是長大之後，因為數年間每天都飲用拿鐵才突然出現濕疹症狀，雖然除了飲食之外還有許多可以影響的因素，但可見飲食習慣有多重要，我們必須理解牛奶對人體的影響並不小。

高溫殺菌牛奶比低溫殺菌牛奶不易引發過敏

一九八七年巴斯德牛奶出產之後，韓國才第一次知道到低溫殺菌法（pasteurization）這個名詞，牛奶當中的蛋白質、維生素、醣類會因為加熱而破壞或是出現變化，而屬於巴斯德工法的低溫殺菌法，是將牛奶中的營養成分保留下來，在那之前大多數生產的牛奶都是採用高溫殺菌法。

高溫殺菌法是將牛奶放進攝氏一百二十度中一到三秒進行殺菌，而低溫殺菌則是將牛奶放在攝氏六十二度到六十五度中三十分鐘左右，兩種殺菌方式出來的牛奶味道不同，高溫殺菌的牛奶較濃厚、低溫殺菌的牛奶較清爽。

撇開牛奶的味道不說，牛奶本身具有難以消化的蛋白質，加熱後飲用對消化確實是不錯。牛奶含有的蛋白質中白蛋白（albumin）、γ 球蛋白

（γ-globulin）、α-乳清蛋白（α-lactalbumin），經過加熱後會變得不安定，而β-乳球蛋白（β-lactoglobulin）與酪蛋白則是在加熱時不會輕易變化。

常見喝牛奶時容易出現腹瀉症狀，但加熱後飲用通常就不容易腹瀉，如同前述提及的盡量不要食用生的食物，要吃熟食。對牛奶過敏的人來說，低溫殺菌的牛奶細菌數多，不好消化，所以盡量不要飲用，尤其是對腸胃功能尚未成熟的幼兒更是一大問題。美國有因為飲用低溫殺菌的幼兒，出現腸出血的症狀，所以幼兒不可以引用低溫殺菌的牛奶，同理可知，在牧場新鮮現擠的牛奶，對過敏患者來說相當危險。

目前市售的牛奶，多半都是選用採取低溫殺菌的有機農場所生產的高級乳源製作，雖然對幼兒來說低溫殺菌牛奶很危險，但對於成人來說，該選擇品質較好的低溫殺菌牛奶，還是稍微差一點的高溫殺菌牛奶，就是個值得思考的事情，

幼兒牛奶的虛與實

市售的牛奶種類相當多樣化，像是香蕉牛奶、草莓牛奶等具有水果香的牛奶，以及含有DHA、鈣質等等添加物的功能性牛奶，過敏患者必須慎重選擇。香蕉牛奶、或是草莓牛奶的乳源含量少則低於百分之五十，多則百分之九十左右，其餘是淨水、白砂糖、濃縮果汁、合成製香劑，也就是添加了人工香料，才會有香蕉味、草莓味的由來，在這個過程中，最少會添加數十、最多數百樣的石油萃取化學成分，再者，一般白牛奶是一等級的牛奶，而這些牛奶則是採用第二等級的牛奶。

功能性牛奶的代表是DHA牛奶，這是添加從鮪魚提煉出DHA成分，但若要攝取幼兒一天所必需的DHA含量的話，必須要喝五到六公升才行，只是真的非要飲用DHA牛奶不可嗎？況且，DHA牛奶為了混合牛奶與DHA，必須添加乳化劑與pH調節劑才行，所謂pH調節劑是作為調味料使用，吃多了會引發過敏。

若不是採用從豆類提煉出的卵磷脂（lecithin），而是合成乳化劑的話會更危險，因為這都會讓累積於體內的有害物質無法順利排出體外。不是單純牛奶的其他牛奶更是會添加阿拉伯膠（arabic gum）或是修飾澱粉等添加物，這些都是讓食品具黏著性與黏度提高乳化安全性的因素，提高食品的水性與觸感的食品添加物。因此，免疫系統尚未成熟的孩童還是飲用白牛奶為佳，如果真的想喝有水果香的牛奶的話，盡量選擇添加物數少的飲用為佳。

喝牛奶的時候要注意糖分，前述提及，甜的食品短期內對於過敏沒有影響，所以並沒有禁止攝取砂糖、蜂蜜、蔗糖等，但過食依然無益，因為會引起肥胖與糖尿病的主因在於過度攝取糖分。當糖分攝取過多時，會使得主導心情佳的血清素（serotonin）過度分泌，會讓心情持續處於極佳狀態，當這個狀態持續時，會導致血糖下降，接著會出現煩躁等等嚴重的情緒起伏，可能會引起憂鬱症，更不用說是大腦發育尚不完全的孩子。

目前市售飲料中，難以找到完全無糖的產品，可能真的沒有這一類產品，當人們攝取過多的糖分時，就會出現情緒問題，所以盡量不要攝取過量，最好養成口渴時喝水的習慣，牛奶要選擇沒有添加砂糖與食品添加物的白牛奶為佳。

雞蛋過敏的禍首不是蛋黃，是蛋白

雞蛋常用於麵包、麵、炸粉等等加工食品，運用範圍相當廣闊，特別是美乃滋跟慕斯類蛋糕等是未經加熱處理，直接使用生雞蛋。這裡要注意的是，雞蛋中容易引起過敏的部分，不是蛋黃而是蛋白，因蛋白成分中帶有類卵黏蛋白（ovomucoid）、卵蛋白素（ovalbumin）的關係。其中，類卵黏蛋白是蛋白蛋白質中，佔有百分之十的糖蛋白質，經加熱（100° C）後會趨於穩定，酸（pH2）與消化酵素相遇之後，不論是煮過還是用食醋醃泡，進入腸胃後都不會輕易被破壞，容易引起過敏反應。

雞蛋會讓有過敏的幼兒患者出現蕁痲疹，搔癢等的過敏反應，所以餵食幼兒副食品時，最好先從蛋黃開始，確認孩子的反應。然而，雞蛋過敏會隨著年紀增長而減緩，既使小時候對雞蛋過敏，但等到腸胃道成熟時，也就是三歲過後，可以再次測試看看。

臨床上顯示，沒有過敏或是過敏現象不嚴重的孩子，也會在吃了雞蛋之後，會出現嘔吐或是發疹的過敏現象，即使長大成人後的過敏檢驗中也是呈現陽性反應，但事實上身體並沒有出現過敏的症狀，建議過敏患者可以從碳水化合物食療法變更為開始少量接觸蛋白質飲食，例如蒸蛋或是水煮蛋等等不是用油處理且為全熟的蛋為佳。

其實雞蛋的價格便宜，是質量相當高的蛋白質營養來源，一天只要吃兩顆雞蛋就可以獲得當天所需的蛋白質，萬一嘗試吃雞蛋的過程中，出現搔癢加劇或是發疹等現象，那麼蛋白質食療就要先暫停，改以豆腐或牛肉取代。

若是遺傳性嚴重雞蛋過敏的人，既使長大成人也持續對雞蛋過敏，這種情況就要完全禁吃，雞蛋過敏的人於施打疫苗的時候要特別注意，需要與醫生確認清楚，才不至於發生誤打以雞蛋培養的疫苗[8]，讓自己陷入危險狀態。

目前市面上販售的無抗生素[9]雞蛋，是依據國家訂定無抗生素認證基準而生產的雞蛋，從尚未生產雞蛋起，也就是餵養母雞的階段，就不使用抗生素，是經過各種檢驗之後，方可稱為無抗生素雞蛋；不過目前一般雞蛋是從母雞開始生產雞蛋起就不施打抗生素，所以目前市售的一般雞蛋也能夠稱為無抗生素雞蛋，因此不需要太過於擔心，執著非要食用認證過的無抗生素雞蛋不可。

---

8 傳統流感疫苗製造是以雞蛋培養流感病毒為基礎，也就是流感疫苗的製造是運用受精雞蛋進行生產，詳請參考國家衛生研究院電子報：http://enews.nhri.org.tw/enews_list_new2_more.php?volume_indx=367&showx=showarticle&article_indx=7892

9 目前台灣對於雞蛋的無殘留藥物檢驗包含抗生素項目，須依照停藥期的規定，與本書中韓國一般雞蛋相同。

豆子的高蛋白質含量不易消化

豆類是植物，卻含有高達百分之三十五到四十的蛋白質，以及各種維生素、礦物質、食物纖維，在營養學中被認定是完美的食物。因含有如此高的蛋白質成分，其膽固醇以及不飽和脂肪酸含量低，對於預防動脈硬化、心臟病、腦中風等等相當有助益，再者它含有與女性荷爾蒙雌激素（estrogen）相似的異黃酮（異黃酮），能夠預防女性更年期症狀與骨質疏鬆症，防止老化現象的效果。

然而豆類的蛋白質含有會妨礙消化的胰蛋白酶（trypsin），是一缺點，雖然擁有豐富蛋白質，卻難以幫助消化，真的是讓人啼笑皆非的一道食品。對於過敏患者來說，豆類蛋白質含量高、不易消化，是雙重問題，會讓體內啟動防禦系統。

生豆的組織相當堅實，根本無法消化，為了消化吸收率，必須加工處理過才能吃。將豆類炒過之後，能夠提升百分之六十、煮過之後能夠提升百粉之七十的消化吸收率，豆子發酵過後製作大醬的消化吸收率為百分之八十，而煮成豆漿則有百分之九十二、做成豆腐則到達百分之九十五，這是因為經過加熱處理，蛋白質成分被斬斷、煮熟之故，所以食用豆類加工製品較為安全。

臨床上顯示若是嚴重的豆類過敏患者的話，連食用醬油、大醬都會出現過敏反應，但這種情況較少見，因此過敏患者不會因為長期食用稀釋過後的大醬湯而出現過敏，但若是出現過敏反應、或是消化不良的情況時，就要注意少用、或不用使用大醬的飲食，建議患者，可以以較易消化的日本味增湯取代韓國大醬湯。

豆飯基於豆類蛋白質成分高而出現的飲食，但由於它比米飯還不易消化，所以不推薦，若是過敏不嚴重的患者，可以允許午餐時食用雜糧飯，醃黃豆也是同樣的方式食用為佳。

曾經有一位二十歲左右的女性患者，因為蕁麻疹與皮膚劃紋症（dermographism）而找上我，皮膚劃紋症患者在韓國約佔人口百分之五左右，當外力輕輕劃過皮膚等小小刺激之下，皮膚會呈現清楚的痕跡與反應，屬於蕁麻疹的症狀之一，該位患者為了減重，數十年間都是以煮熟的豆類為主食，後來就算只是衣服輕拂而過，皮膚都會發紅浮腫。因此豆類食品雖然煮熟後較不易引發過敏，但豆類依然是三大過敏食品之一，所以絕對不可當成主食。

豆腐確實較不會引發豆類過敏，消化吸收率也相當高，因此進行食療管理時，我會建議先食用豆腐，但食用過多依然可能會引起過敏，所以僅可當成配菜；至於油炸過的豆皮要特別注意，市售的豆皮壽司因為添加有調味液等食品添加物，所以最好先用水汆燙去油過後再料理。

市售的豆漿有乳化劑、香料、調味料等等食品添加物，所以儘可選擇自製不添加任何添加物的豆漿。當過敏情況減輕或是痊癒之後，可以偶爾買市售豆漿，而豆類於料理前，務必先摘除前面豆子部分再行料理為佳。

花生是所有豆類中最大的過敏原

花生含有百分之二十到三十的蛋白質、百分四十五到五十的脂肪，對於過敏患者來說，含有最毒的蛋白質與脂肪，再加上與其他豆類不同，不會因為加熱而產生變化，不論是煮、炒，都不會改變花生構造造成過敏性，因此過敏患者不可吃花生。不僅是花生，連同紅扁豆與曬乾豌豆都最好避吃。

花生會造成過敏反應，同時伴隨著喉嚨腫脹與嚴重偏頭痛，所以過敏治療中患者，不論是否有花生過敏，在不確定之前，都必須禁吃花生。除了花生，連同摻有花生的巧克力、餅乾、花生醬都不可以食用，僅能在過敏好轉、呈現穩定狀態時才可食用。

曾經有過一位幼兒患者，雖然不到喉嚨腫脹的地步，但他曾經因為食用添加花生的餅乾，導致好幾天都呈現嚴重過敏反應；另一位成人患者則是一聽到身體過敏現象好轉之後，就開始每天都吃花生，最後導致過敏一直無法痊癒。

豆奶可以代替牛奶？

豆奶是大豆加熱的萃取物，所以又稱為「豆牛奶」，是可以取代牛奶的食品，臨床上也會出現喝牛奶會消化不好，喝豆奶就不會的情況。選擇時，必須依據每個人不同的反應為基準，但客觀上說來，豆奶比牛奶不會引起過敏反應。但由於豆奶還是屬於蛋白質食品，所以過敏患者不宜每天飲用。

市售一般豆奶的問題在於添加過多食品添加物，沒有添加物的豆奶，豆奶量是百分之百或是僅添加不到百分之一的鹽巴，相較於一般豆奶為了除去豆類特有的味道，而添加花生味或是核桃味的香料；也會為了防止脂肪四散產生沈澱，使用乳化劑；為了保有濃稠度而使用黃原膠、或是瓜爾膠等增稠劑，以及擔任保存劑任務的酸度調整劑。

沒有過敏體質的人，只要不會造成消化不良，就不需要擔心這一類的食品添加物，但過敏患者必須擔心豆類過敏，以及持續攝取食品添加物可能會不斷累積毒素，造成過敏現象惡化的可能，因此絕對不可天天喝，只能偶爾喝。

說實話，如果喝過無添加的豆奶的話，會發現與過往喝過的豆奶味道完全不同，甚至於會覺得至今所喝過的豆奶，只是添加香味的飲料而已。孩童飲用的豆奶則是提供孩童成長所需要的蛋白質，可是我依然無法認同天天喝這一類添加各種不同機能成分及調味料等各種食品添加物的豆奶。

成長荷爾蒙與胰島素會出現拮抗作用[10]（antagonism），若攝取過多甜食，成長荷爾蒙就會減少，對於成長影響相當大，所以盡量選擇沒有添加物的豆奶，若還是想要一點甜味的話，可以在無添加豆奶中添加少許砂糖飲用。

10 當一種物質產生作用時，另一種物質就會出現抵抗、或被抑制，兩者會產生抵抗作用，稱為拮抗作用。處就是生長荷爾蒙分泌過多時，會抑制胰島素的分泌，當胰島素分泌過多時，生長荷爾蒙的分泌則會過低。

過敏治療中不可以食用雜糧飯與禪食的原因

穀物屬於碳水化合物食品，比起肉類、海產類的蛋白質食品、以及油品、堅果類等脂肪食品，較不易引起過敏，但是穀物類畢竟是堅果類植物，所以禪食還是具有過敏原及蛋白質成分[11]，不能過於安心。不過稻米經過碾米以及加熱程序，已經減少不少過敏原。

剛開始吃副食品的幼兒，可能會因為腸胃尚未發育完整，而出現過敏症狀。再次重覆強調，過敏患者必須要顧好腸胃，現階段對亞洲人的腸胃來說，沒有刺激的飲食就是白米飯。

近來因為注重健康，很多人都開始吃號稱為超級食物的雜糧飯，例如比米的碳水化合物少、蛋白質與礦物成分較多的藜麥或是莧菜，甚至被鼓勵要多吃。但不能因為雜糧是健康食物就無條件說它都好，千萬不可忽略米飯千年來是主食的基因遺傳。過敏患者與非過敏患者不同，必須承認我們不可能瞬間適應西方人的飲食菜單，雖然雜糧飯比白米飯含有更多蛋白質、也富含維生素、鉀、鎂等纖維素，是一大優點，但正如前所述，這一項優點恰巧對過敏患者是有害的。

玄米、大麥等穀物會引發過敏，有一位數年前治療結束的高中女性過敏患者，她在接受過敏治療的同時，不吃大麥，從而讓過敏減緩的例子；再者，雜糧飯的蛋白質含量較白米飯高，引發過敏的機率就較高，又因為富含纖維素，會促進腸胃蠕動，對於便秘患者可能會有幫助，但因為食物停留在腸的時間過短，消化未完成的情況下，引起過敏的機率更高。特別是消化道尚未完成的嬰幼兒患者來說，腸胃搗碎食物的能力較弱，分解引發過敏的抗原能力不夠，會造成傷害，同樣的情況也會出現在消化能力較弱的成人患者身上。

如果是吃了馬上會出現反應的飲食，例如蕎麥一類的話，可能會很快地找出過敏原因，但若是持續吃雜糧的話，沈澱在腸胃中無法分解的物質，就會產生微生物，引發炎症、造成胃不舒服、讓肚子脹氣或是腹瀉的症狀，如此會讓過敏惡化，或是就算接受治療也無法痊癒。

若非因為年齡漸長，或是過敏情況和緩的數年間不再出現過敏現象，或是到達要擔心高血壓、糖尿病跟成人病的中年階段的話，建議還是以白米飯為主，特別是至今都持續出現皮膚發炎的過敏患者，更是不能放心地吃雜糧飯。

同樣的，以各種穀類搗碎成粉狀的禪食也應禁止食用，因為不是煮熟的食物，所以比雜糧飯危險，更容易引起過敏反應。之前有一位女性成人過敏患者，當她的皮膚開始進行再生時，臉卻又出現紅腫脫皮現象，一問之下才知道她為了改善體質，在一週前開始吃禪食，這或許是非科學的說法，但當臉紅的時候，腸胃也會跟著紅，所以就必須懷疑可能是腸胃發生了什麼事情才行，肯定的是，當腸胃出現異常時，非熟食的穀物絕對不是好選擇。

11 米的蛋白質含量為百分之七。

戒吃麵粉不是壞事

前面多次提及過敏患者不要吃麵粉類飲食的理由如下：

一、讓麵粉柔韌有嚼勁的成分是麩質，依據其含量分成高筋、中筋、低筋麵粉，蛋白質含量比稻米的百分之七略高。常用來製作麵包、義大利麵的麵粉，是採用含食品過敏原，也就是蛋白質、麩質含量高的高筋麵粉，容易攝取攝取過多蛋白質，引起過敏的可能性高。

以麩質含量的麵粉種類與用途

種類	蛋白質含量	用途	使用
高筋	11～13％	麵包用	麵包
中筋	10～11％	多用途	派、麵、刀削麵
低筋	7～9％	餅乾用	餅乾、蛋糕

雖然這樣說有點誇張，但近來麩質確實是造成腸內發炎、消化障礙、皮膚炎、氣喘、鼻炎、頭痛的主因，所以無麩質食品蔚為流行確實有其必要性。我認為就算不是確診為麩質過敏的患者，也該少吃為妙，麩質過敏[12]患者的解決對策就是以米飯為主食。

二、碳水化合物具有中毒性，加上對過敏患者的腸胃來說，已經攝取白米飯為主食，所以不需要再攝取其他碳水化合物。白米與白麵粉等是精製過的碳水化合物，消化、吸收快速的同時，容易造成血糖急速上升，會讓身體大量分泌胰島素調整血糖濃度，而腦部主要的精力來源是葡萄糖，當血糖上升，會引起快感，而若血糖瞬間下降之後，會造成神經敏感、無力，產生低血糖現象，又會想要繼續攝取碳水化合物，長此下去會造成惡循環，有損健康。

為了預防這種現象，建議食用非精製的玄米或是全麥。再次強調，本書所說的食療是以過敏患者為主，對於糖尿病患者來說，全麥穀物是好的食品，但對於治療中的過敏患者，凡是攝取，就算只有一點點也會讓身體產生過敏反應。多數過敏患者都很年輕，還不到需要擔心成人病的年齡，反而更需要攝取具有不同營養素的食物，所以不需要過於擔心。

三、麵粉是許多加工食品的材料，所以如果要不碰麵粉，就必須不吃麵包、餅乾、泡麵等等，我常常跟難以進行食療的患者說「男性要戒酒、女性要戒麵粉」，比起男性，女性更常吃麵粉類食物。關於酒的部分，不論是本人喜歡或是工作業務上必須的飲酒場合，當然酒精確實也是引起過敏的問題之一，但喝酒場合多半都會伴隨食用烤豬五花肉、炸雞、生魚片、辣燉安康魚等等油炸、或使用過多醬料的飲食，臨床上常見，喝一次酒會讓原本好轉中的過敏持續惡化。另一方面，雖然還是會有個人體質差異，但是女性就算比男性的飲酒比例低，卻比男性更愛好麵包與餅乾等麵粉類食物，因而戒掉麵粉，才是解決過敏原的最佳對策。

12 麩質過敏是遺傳性疾病，食用參有麩質的食品之後，小腸會視為抗原，為了擊退抗原而會產生炎症，會造成長期腹瀉、憂鬱症、肌肉痛、食慾低落、肚子脹氣與痛症、皮膚發疹等等症狀。

國產麵粉也不行嗎？

即使說了麵粉類飲食不可以，仍然有患者不死心地詢問，那自己國家產的麵粉是不是就可以呢？先說結論，麵粉就是麵粉，一樣具有相同的穀物特性，對過敏確實不好，但相較於進口麵粉來說，是比較好一點點。

麵粉是由小麥磨成粉，韓國的小麥是播種後於冬天收成的穀物，而冬天不會有病蟲害，所以不需要灑農藥，但外國進口的麵粉，因為運送時間長，又為了防止變質，需要噴灑待克利（difenoconazole）等殺菌劑，以及馬拉松（malathion）、滅賜克（methiocarb）等殺蟲劑，才能儲存較長的時間而不會產生病蟲，所以相較之下，國產的麵粉確實較容易腐敗產生病蟲。

一般而言，過敏患者比一般人更能感受到毒素，我的醫院附近有一間強調是採用國產麵粉製作麵包的麵包店，有天去買了該家店的麵包，但只是放在家裡一天就長了黴菌，連吃都還沒吃只能丟掉。

吃了麵粉會馬上出現過敏反應的情況不多，但如果經常攝取，會使身體累積抗體，使體質變敏感，所以建議不要食用。要完全不吃確實很困難，所以我會讓患者在治療即將結束之際少量食用；治療中的患者若是在外食的情況下沒得選擇，也可以吃麵粉類食物，因為相較於肉或是生魚片來說，麵粉較不會引發急性過敏反應，也不太會瞬間就造成皮膚問題。

剛開始食用麵粉時，可以食用以中筋麵粉製作的素麵、麵條。通常麩質含量較少的低筋麵粉做的食物，多半都會含有牛奶、奶油、雞蛋等成分，所以以中筋麵粉製作的麵包或是蛋糕，可以稍過一段時間再嘗試。高筋麵粉較難以消化，更是需要往後推移一段時間。過敏患者的菜單中，若是每天都只有白米飯也會容易膩，所以也可以搭配韓國麵條或是越南麵條，做成湯麵或是涼拌冷麵。有些患者在經歷幾年的飲食指導過後，會自行發現一些新的、好的食物，並且告訴我，讓我應用在療程中。

過敏人可吃的點心一：蕃薯、地瓜、玉米

普通人會以麵包、餅乾等容易購買到的食品當點心，但這些大部分都是以麵粉、牛奶、雞蛋、花生等等為主材料，加上食品添加物製作而成，過敏患者實在不能放心地食用。但我們又不可能一生都拒絕這些加工食品，所以在過敏好轉的情況下，可以適量食用，若是過敏嚴重的時候食用的話，不論是否立即產生過敏現象，都會累積在體內，還是對身體不好。

因此，我建議過敏患者的點心可以蒸食蕃薯、地瓜、南瓜、玉米等等穀物為主，這些食物的主成分是碳水化合物，相較之下不易引起過敏，加上蒸熟之後，會破壞過敏成分。雖然玉米內的抗原經過加熱依然安定，但臨床上顯示吃了玉米之後的過敏現象是嘴唇略腫、或是肚子會稍微不舒服，但是大致上是無礙的情況，一般來說，除了蕎麥外，其他穀類食品的過敏不會太嚴重。

但是，這一類食品的主成分是碳水化合物，相較於米來說不易消化，且我們的體內沒有能夠分解這類食物的消化酵素，所以當成點心是無妨，卻不可當成主食。特別是地瓜會對腸胃產生刺激，一天三餐的情況下，兩餐吃白米飯、一餐可吃穀物或是粳米做成的年糕。

為了預防出現消化障礙的情況，一天不要超過兩個蕃薯、地瓜或玉米。另一方面，用地瓜、玉米、綠豆做成的澱粉幾乎不會引起過敏，所以這些做成的麵類食品可以安心食用，不使用油做成的雜菜也是過敏菜單中的一大美味佳餚。

過敏人可吃的點心二：年糕、米果、乾燥食品

年糕是米做成的，所以是可以食用的點心之一，一般推薦食用用粳米做成的年糕，而有使用油煎過的年糕則不推薦。還有近年來添加色素、食品添加物的各色年糕也需要注意，只是粳米做成的年糕比一般白米的黏度高，不

易消化，所以不宜吃太多。

用白米做成的年糕湯、辣炒年糕則不會造成消化障礙，可以取代米飯成為主食，曾有患者提出米果可以當成甜食食用，沒有食品添加物的純米做的米果，可在家裡自己做來食用。

另外，可以考慮超市一般都會有蘋果乾、水梨乾、柿子餅之類，水果或是蔬菜曬乾做成的果乾，不過這些乾燥食品因為脫水所以甜度增加，熱量並不低，利用食品乾燥機在家自己做更好。栗子也是加工食品之一，比過相較於其他堅果類來說，其碳水化合物的成分較多，屬於相對安全的食物，但一天也不可以吃超過十個。

非吃肉不可的話，要選瘦肉

雖然過敏患者必須限制攝取蛋白質，但是潰爛中止跟搔癢剛消失的人，反而需要蛋白質，所以必須攝取擁有必需氨基酸的動物性蛋白質。一般來找我的患者，多半因為長期服用類固醇等免疫抑制劑，身體處於虛弱狀態，恢復能力較差，需要進行長期治療，所以必須補充蛋白質。

此時可以選擇沒有脂肪的瘦肉，幾乎所有肉類，包含牛肉、豬肉、雞肉、鴨肉都會引起過敏，其中最容易引起過敏的部位是內臟部位；骨骼筋附近的紅瘦肉較不易引起過敏；骨骼筋，也就是手、腳處多動的肌肉，蛋白質構造較單純易消化；內臟部位的蛋白質架構複雜，屬於較難消化的蛋白質。

豬肉與雞肉肉質較油膩，飲食管理初期不吃為佳，可從牛肉較不油的瘦肉部位開始。可以食用燉牛肉、肉湯中的肉，或是其他沒有用油的肉類。等到過敏好轉時，可以嘗試不加香油醬料的烤牛肉、或是不飽和脂肪酸多的鴨肉、雞胸肉，但是用瘦肉做的油炸的炸雞、糖醋肉、豬排還是不行。

運動後攝取蛋白質補充品很危險

攝取蛋白質補充品之後，突發過敏、蕁麻疹，或是原本已經過敏現象已經趨近穩定卻又開始變嚴重的患者不少，通常以年輕男性居多，過度攝取蛋白質會讓過敏現象加劇。

韓國運動營養市場從一九九〇年開始發展，卻始終處在微弱的狀態，直到二〇〇〇年後開始迅速蓬勃發展，到了二〇一五年的現在，約成長到八百億到一千億韓圜的規模，。蛋白質補充品成為高濃度機能性營養食品，是許多男性於健身房運動過後，補充製造肌肉時時用，蛋白質補充品的主要成分是牛奶中萃取的乳清蛋白質，容易被身體吸收，所以對於肌肉再生相當有效率，此外還含有食用纖維、鎂、鉀、維生素、鐵等等。

健身的人，第一次接觸時用了蛋白質補充品之後，可能會出現腹瀉的情況，這是適應階段會出現的情況，但如果情況加劇就要諮詢醫生，或是聽從教練的指導調整攝取量。若是體質過敏的人，一旦放任不管就可能會出現嚴重的副作用。

一般而言，我們不會在飲食中攝取大量的蛋白質，加上吸收速度快，會造成免疫系統混亂，臨床上其實造成不小問題。如果吃了蛋白質補充品後一天、或兩天左右出現反應的話，馬上就可以知道不能吃，但還是有幾週、或是幾個月左右都沒有問題，但過後卻產生過敏反應的情況。所以每當年輕男性因為突發過敏，或是出現蕁麻疹現象時，都必須詢問是否有上健身房、以及攝取蛋白質補充品的情況，雖然令人很惋惜，但過敏患者必須放棄借助蛋白質補充品強健體魄的想法，既使運動也不可以食用這類補充劑才能避免過敏。

其實治療中的過敏患者不宜運動，因為長時間服用類固醇使得患者皮膚跟雞肉的蛋白質已然分解，身體屬於「玻璃」狀態，身體較弱的情況下，若加上運動的話，會消耗太多體力。

再者，運動時體溫會升高、流汗，會讓炎症與瘙癢症惡化，加上運動過後更需要常常清洗的緣故，容易傷害皮膚，僅可在不會流汗、不會累的前提下許可輕微的運動，因為這樣才不會消耗過多體力。

或許有讀者認為自己運動有效、或是周邊也有過敏患者，他們運動十分有效的情況，然而可能是那些患者的症狀並不嚴重，或是他們根本不是因為運動而讓過敏好轉的。在我治療的患者中，許多人連外出都很困難，根本連運動的念頭都不敢有的情況居多。

過敏患者雖然有不少共同點，但各自引起過敏的抗原不同、免疫力也與一般人情況不同，受到刺激時會出現不同的反應，所以一位患者的情況與其作法是無法適用於全體患者。

有的過敏患者一開始就出現潰爛反應、有人沒有潰爛就是紅腫脫皮而已，因此，基於過敏現象與症狀各自不同，所以對於所有非專業醫生的建議都必須慎重以待。

盡量遠離堅果類產品

堅果類是包含樹木果實核心部位的種子、或是仁，栗子、胡桃、花生、杏仁、松子、橡實果、胡桃、開心果、腰果、榛子、夏威夷果、銀杏等。

堅果類會引起過敏的理由如下：

一、植物的種子是生殖與繁殖的物質，生物體會保護這一重要物質不被掠奪，以尖銳的刺、硬殼、惡臭、酸味，以及有毒成分來保護這一重要物質。最具代表的是銀杏，銀杏會分泌氰苷與吡哆醇等有毒物質，會引發現發紺（Cyanosis）症狀。

二、種子不僅肩負生殖與繁殖的任務，更含有脂肪、蛋白質、碳水化合物、維生素、擴物質等高濃度的營養，因此食用堅果類、向日葵種子、南瓜種子等種子類食品，引起過敏反應的機率就會提高。

當然不同的堅果類食品，會有不同營養素，舉例來說，栗子有百分之四十的碳水化合物、蛋白質則是不到百分之三，相較之下引起過敏的機率就低，而胡桃的蛋白質含量為百分之二十到三十、脂肪質含量是百分之五十到六十，引起過敏的機率較高。

近來認為堅果類有益腦部發展，且含有許多抗氧化成分、是提高免疫能力的好食物，但卻不適合過敏患者。只是過敏患者多半會因為「免疫力」一詞而動搖，所謂「免疫力」其實有多重意義，以學術上來說，過敏患者不是免疫力不足、而是過剩，對於有害成分相當敏銳，才會產生炎症反應。日常生活中所說的免疫力，是指「身體狀況」，當身體狀況好的時候，過敏會和緩不少、當壓力遽增、罹患疾病的時候，就是身體不好。

為了讓患者的免疫力增加，也就是身體狀況變好的話，要吃好睡好、無病痛、心情好，若從這個觀點來看，只要身體健康，一切都能夠解決，因此堅果類產品一輩子都不要碰為佳。

畢竟就算他人說對身體好，但是你一吃就會喉嚨腫脹、渾身發癢、過敏加劇的話，一點好處都沒有不是嗎？因而，治療中的過敏患者絕對不能碰堅果類產品、治療結束的患者偶爾可以吃一點，卻不能刻意買來吃，希望至少閱讀本書的讀者們不要被潮流影響而每天吃堅果類產品。

可以喝咖啡嗎？

咖啡的原料是咖啡豆，所以可能會被誤認為是豆類產品，但事實上咖啡是由咖啡樹產生的果實而來，也會引起過敏，但經過烘烤之後，就幾乎不會引起過敏了。唯獨未烘烤過的咖啡豆帶有強烈的過敏原，在咖啡工廠負責烘烤咖啡豆的員工，常會出現過敏症狀。

服用韓藥的患者總是會認為不可以喝咖啡、或是酒，其實咖啡是可以飲用沒有問題的，只不過咖啡成分含有咖啡因，屬於利尿成分，常喝也不好，而拿鐵與卡布奇諾因為添加有鮮奶油或牛奶，所以必須嚴格限制，僅可飲用美式咖啡。

添加奶粉或是奶精成分的即溶咖啡，摻有糖精與植物性油質，而植物性油質只會累積在體內，不能排出，所以不是好的成分。雖然短期內對過敏不會造成影響，但一天仍然不宜超過三杯，多喝的話會造成血壓上升，有害健康。

由於我對於過敏食療菜單相當嚴格，所以對於短期內不會造成過敏的咖啡、香菸等產品會多一點彈性。戒菸雖然有許多好處，但也不是馬上戒菸就能夠讓過敏好轉、或不持續惡化，所以真的有困難的話也不需要馬上戒菸。

有機食品

有機食物雖然好，但是有機食品不見得就是過敏可以吃的，所謂過敏菜單是指「必須注意穀物為主的蛋白質、脂肪以及食品添加物」，過敏體質的人，對毒素相當敏感，一點點細微的影響都會出現反應。

有機農作物是指使用三年以上的有機肥料栽種，不使用化學肥料的農作物，並非完全不使用農藥。機肥料大致分成兩種，一是使用家畜糞便發酵而成的動物性肥料（堆肥）、另一種則是用草發酵堆肥或米糠，或是米糠發酵的襯衫、褲子等植物性肥料，一般來說這兩種會混合使用。

只是若大量使用動物性肥料，會產生病蟲害，需要使用農藥，而植物性肥料則是病蟲害會較少、又可減少農藥使用量。其實動物性肥料會造成許多病蟲害，是因為家畜的飼料中添加許多的抗生素。

家畜抗生素的使用較人類使用的多，甚至於排泄物都會有一定程度的抗生素，但若排泄物中有過多的抗生素，在殺死細菌的同時，也會使得發酵不佳，導致肥料效果不完全，終致病菌繁殖，所以還要施作農藥。從某個面向看來，有機農作物比施打化學肥料的作物還好。

此外，家畜的飼料可能採用遺傳變因的農產品，培植家畜飼料時，因為不是人類要食用，所以會大量使用農藥與肥料，但含有化學物質的飼料，會與排泄物一起排出，成為肥料再次灑到田地間，會導致名義上雖是有機蔬菜，但事實上卻摻雜著化學物質。[13]

作物與家畜使用的藥物中，即使只有少量的抗生素，對過敏患者都會造成影響，抗生素同時會殺掉有害細菌與有益細菌，會傷害皮膚，使得過敏現象加劇。

本書無法直接論述作物與家畜使用抗生素的情況，但臨床上顯示，抗生素對會讓過敏加劇，所以治療中患者盡量不要使用抗生素。所以不必強調非有機產品不可，但若有時間與能力，可以找尋並購買有機產品、無農藥、低農藥產品。

13 「真正的蔬菜不綠」，何名秀郎著、陽明綺譯，如果出版社（2011）。

蔬菜不要磨碎或打成果汁食用

栽種作物所需的營養劑肥料，其主要成分為氮，作物所需的氮有兩種，一是氨態氮（ammonia nitrogen、NH4-N）、另一為硝酸態氮（itrate nitrogen、NO3-N）[14]。有些作物偏好氨態氮、有些偏愛硝酸態氮，稻米的主食是氨態氮、而大部分的農田作物則是以硝酸態氮為主食。

氮會累積於綠葉之中，葉子越綠、氮成分就越高，若攝取的蔬菜進到體內，其硝酸態氮成分，會與肉類或是魚類的蛋白質成分結合，產生致癌物質亞硝酸（nitrosoamine），引起高鐵血紅蛋白血症[15]（Methemoglobinemia）。

這多半都發生在幼兒身上，因為成人體內的血紅蛋白（hemoglobin）充足，所以致癌機率不高，而幼兒體內不足的關係，就算進入體內硝酸的量少，也會結合出現反應。

事實上一九五三年起到一九六〇年為止，在捷克斯洛伐克就有五百位幼童身體變綠的案件，通稱為「綠寶寶病」。之後才知道是這些區域居民所喝的水含有大量硝酸，這也是出生不到六個月的寶寶要餵食副食品時，不可食用菠菜、白菜、甜菜等葉菜類蔬菜的原因。

加上抗生素問題，蔬菜並非只有對身體好的成分，蔬菜汆燙或是水煮過之後，有毒成分會被稀釋，但若生吃、或是打成果汁喝的話就不好，因為打成果汁會造成攝取過量。一般人就算吃進有害成分，也不會導致大問題，但過敏患者對於毒素的反應較快，所以馬上會出現過敏反應。

數年前流行蔬果榨汁的排毒減肥法時，就曾出現許多過敏或是蕁麻疹的患者找上我，其過敏情況多為臉部泛紅，醫院多疑心為全身性紅斑狼瘡（systemic lupus erythematosus）俗稱狼瘡。

過敏患者原本就對陌生飲食較為敏感，所以相當不建議夾帶某種目的而需要天天進食蔬果汁的飲食方式。

並非不可吃蔬菜，蔬菜富含維生素與礦物質，可以做成沙拉、汆燙等等都是不錯的料理方法，不像榨汁飲用會攝取過量，水果也一樣。

選擇蔬菜的時候，盡量選用顏色較淺的蔬菜，若只有深色蔬菜的話，就必須汆燙食用，若擔心生吃會有農藥殘留的話，可以用流動的水清洗一到五分鐘。

白菜必須確實撥開為一片片、小黃瓜必須用海綿擦拭表面為佳。根據實驗結果，用流動的水清洗，與用食醋、鹽水清洗皆可以除去百分之八十以上的殘留農藥，不過為了不破壞蔬菜的營養成分，採用流動的水清洗最好。

過敏患者不僅對有害毒素非常敏感，還有優生學上的好處，過敏體質可以抗癌，當然對一個人來說，就是罹癌與沒有罹癌兩種情況，但是針對過敏患者的調查顯見，癌症的發生機率較低。雖然過敏會造成日常生活的不便，但是年齡漸長、過敏緩和之後，對癌症的抵抗性就高，所以也不全然都會造成困擾。

反而因擁有過敏體質，當毒素進到體內之後會即刻被殺死，所以體質調整得當的話，健康狀況反而會不錯，不容易生大病。另一方面，過敏患者可能從小必須他人不同之故，心裡可能會有點畏縮、或是不敢展現自己，其實人生並非如此不公平，要努力不放棄才行。

14 要理解這一情況，就必須先理解「堆肥化」，所謂堆肥化是指有機物質是因微生物分解，被植物吸收的過程。含有動植物的有機化合物，經過幾次的微生物分解，變成有機物質時，一開始氮的狀態是氨態氮，氨態氮因土壤微生物而進行作用並再次分解氮產物，稱為硝酸態氮，當中的氨態氮是植物可以吸收利用的狀態。

15 高鐵血紅蛋白血症是血紅蛋白無法攜帶氧氣，造成細胞窒息的病，這是因為攝取了氮化合物的化學肥料栽種的蔬菜所導致。

連同種子一起吃的水果，最容易引發過敏

水果與蔬菜相同，許多人都覺得對身體只有益處而無壞處，但並非如此，水果是植物的果實，所以比葉菜類的蔬果更容易引起過敏，加上蔬菜可以煮熟實用，但水果多數都是生吃，更容易引起問題。

水果引起過敏最嚴重的就是蕁麻疹，芒果等熱帶水果更是罪魁禍首，會造成嘴唇浮腫或是喉嚨腫脹搔癢，觸碰到皮膚地方會紅腫、發炎。

臨床上顯示這一類水果過敏的個人差異極大且相對明顯，但水果種子的蛋白質含量較其他過敏食品少，所以除了蕁麻疹症狀之外，其他的症狀可能會於數小時內消失。

問題在於人們認為水果對身體好，常常會攝取過量，對於一般人來說不會造成任何問題，過敏患者若吃下過多水果的話，會引起嘴唇浮腫，不僅是

出現輕微過敏現象，更是容易到達嚴重過敏的境界，且不容易痊癒。

因而要確認這一類過敏患者的菜單時，要特別注意是否是一位喜愛吃水果的患者，因為這些飲食習慣會造成患者不易好轉，這一類患者一旦戒掉所有水果的話，就會有好轉的跡象。

我會明確要求患者不要食用引起過敏的水果、其他種類水果則是以一天一片、最多一顆為限，與蔬菜一樣，也不可榨汁飲用。當然，若是治療結束後，或是情況好轉時，可以喝一點，但依然不宜過度飲用。

常見會引起過敏的水果，是連同種子可一起吃下的水果，諸如番茄、草莓、香蕉等等，奇異果、水蜜桃等有毛的水果也會引起過敏。臨床上顯示會引起嚴重過敏的水果略微不同，根據我的經驗，會讓過敏惡化的水果是番茄、西瓜等具有茄紅素（lycopene）的紅色水果，與橘子、檸檬等柑橘類。

茄紅素是番茄、西瓜、紅葡萄、石榴等呈現紅色的天然色素之一，具有高度的抗氧化功能，但若每天攝取三十毫克的話，會造成消化不良、腹部腫脹、作嘔、腹瀉等，西瓜的水分較多，會讓胃液相對薄弱，引起消化不良，生鮮蔬果等未經加熱煮熟的食物，會讓腸胃較冷，造成腸胃的負擔。

總之，不論何種原因，只要消化不好，必然會造成過敏惡化，對柑橘類過敏的患者，不僅對橘子過敏，也會對柚子茶、檸檬茶出現過敏反應，特別是冬天為了預防感冒而連續數天引用檸檬茶的過敏患者，容易出現嚴重搔癢的狀況。

過敏來源不明確的患者可以食用定量的香蕉，其他水果的攝取量要限制，而西瓜、香瓜、番茄、水蜜桃、熱帶水果則是不得食用。特別是有潰爛的過敏患者僅能吃香蕉，其他水果都不可食用。

果醬、番茄醬、水蜜桃罐頭等等則是因為經過加熱處理，只要沒有添加食品添加劑的話，都是安全無虞的，不需限制。而禁止患者食用麵包，所以會建議患者食用白米蒸糕，塗抹一點草莓醬、或是將白米蒸糕當成吐司作為甜點食用。

超市販售的果汁都有添加食品添加物，所以一樣不建議攝取，不過沒有添加食品添加物的蘋果汁、水梨汁，可以適量飲用，不過量即可。

水果過敏是終身相伴的，但若過敏症狀緩和或是消失時，水果過敏的情況就會自然消失。出現潰爛或是皮膚狀態差的時候，會持續發炎、出現過敏免疫情況，就算只是一顆蘋果，也會出現過敏反應。皮膚狀態好、免疫反應和緩的時候，吃一顆蘋果沒有關係，因此不要僅由過敏與食品過敏的關係去驗證，而是要以實際呈現的症狀去判斷。

食品添加物造成大腦過敏

所謂過敏反應是蕁麻疹，或是皮膚過敏症狀、或是嘔吐、腹瀉、腹部腫脹等等的消化症狀。有時也會出現神經系統症狀，例如，吃了花生或花生油之後會出現偏頭痛、或是過度攝取食品添加物時，會出現興奮反應或過度行為。

腦中有稱為「腦脊髓液」的水，當腦與腦脊髓液出現異常時，就會出現知覺問題或是導致行動異常。

當食品讓大腦過敏時，可能會出現頭痛、非現實化、行動障礙等等慢性問題，嚴重的情況還可能會出現暴力、竊盜、放火等強迫症的行為[16]。

有人認為加工食品所添加的食品添加物，是注意力不足過動症的原因之一，所謂注意力不足過動症，是指注意力持續不足，散漫、動作過大、易衝動等等的精神疾病，大致上會於五歲發病，合併出現慢性出疹現象，目前研究結果顯示，避免攝取加工食品最為有效，雖然這個研究結果尚未成確定定論，但需要特別注意這一點。

所以為了改善腦部機能，特別是擔心孩童的情緒與行動的話，就必須重視減少對腦部有害的物質、以及對腦部有益的營養物質濃度，避免酒菸，多攝取具有維生素C、維生素B、鈣、鎂等營養素，也就是那句「What you eat is what you are」的意義。

16 「食源性症候群」，大沢 博著，無繁體中文版，韓國翻譯本清參考：http://www.yes24.com/24/goods/1792987?scode=032&0zSrank=1 。

辛香料的危險

咖哩是印度料理，基本有薑黃、胡椒、桂皮粉、芥末、生薑、大蒜、薄荷葉、辣椒粉、丁香等二十幾種香料混合而成的複合性辛香料，大多數人認為咖哩是「對身體好」的健康飲食。但很可惜的是，對過敏患者來說，咖哩反而是不好的。

印度是全球老年癡呆發生率最低的國家，這是因為咖哩富含抗氧化物質薑黃素（curcumin），咖哩是好的食物沒錯，但過敏患者若吃多了咖哩、胡椒、桂皮、大蒜等辛香料，會刺激腸胃粘膜，引發強烈過敏反應，更不用說有很多咖哩產品還添加有麵粉、油、各種調味料，所以不推薦食用。曾有一年輕男性病患每回去香港出差回來之後就會出現蕁痲疹，去其他地方出差則沒有這個問題，目前是猜想或許是跟香港飲食中特有的辛香料有關係。

而市面上為了口味更辣、更重的消費者，推出辣椒素（capsaicin）醬汁，這也是問題調味料，曾有病患曾經在不知情的狀況下，吃了包含有辣椒素醬汁的食物，引起蕁麻疹與皮膚劃紋症，雖然蕁麻疹可以很快治癒，但可能需要三個月以上的治療時間。過敏患者平時料理時，要避免使用清涼辣椒、胡椒、大蒜等刺激性的醬料，不是完全不可以吃辣的食物，只是不能吃太辣。如果沒有特別注意而食用的治療中患者也可能讓身體搔癢、變紅，筆者希望患者能夠專注在食物天然的味道，而非醬料的味道。

先前治療過一位女大生病患，她將我訂定的過敏食療菜單稱為「食之無味菜單」，患者的說法一開始的確讓筆者略感衝擊，不過開始進行食療，就是要將原本最少需要火腿、番茄醬的飲食習慣，變更為平淡的飲食習慣，所以「食之無味菜單」一說反而是好的意思，不是嗎？

成人患者養成的飲食習慣難以短時間內做出改變，不過若家中有過敏兒的話，就要少用刺激、味道強的醬料，才不會讓孩子養成重口味的飲食習慣，過敏雖是一大問題，但同時也要預防將來可能出現肥胖、成人病等問題。

專為過敏人設計的飲食菜單

過去多年來我為治療中的過敏患者提供過敏菜單建議，一開始可能無法完全照做，可以此為基礎，做為日常飲食調整的原則。

▼白米飯
▼不放肉、貝類，口味偏淡的清湯—海帶湯—蔬菜湯
▼不用過多醬料、蝦醬製作的泡菜
▼沒有放油的水滾、或汆燙的蔬菜
▼沒有抹油的海苔

這是提供極度嚴重的過敏患者、潰爛嚴重的貨幣型濕疹的患者、嚴重類固醇副作用的患者的基本菜單。

主食就是白米飯，加上清湯、海帶湯，不放牛肉與貝類等海產類食物，若要熬製高湯則用少許昆布、小魚乾即可。大醬湯基本上是沒有問題，不過若是豆類過敏的患者，大醬湯可能會引起過敏，所以放一點點大醬，做成清淡口味即可，大醬少一點對消化也不錯。

泡菜的種類不重要，只要選擇少醬料、少蝦醬的即可，太辣的話要過水食用為佳，嚴重過敏時，連別人家不同醃製程序的泡菜也會引起過敏惡化。

此外，白菜、紅蘿蔔、蘿蔔等等蔬菜可以蒸、或水煮熟食用，調味用醬油、鹽、砂糖即可，大白菜、紅蘿蔔、蘿蔔等蔬菜沒有種子，幾乎不會引起過敏，又有豐富維生素，都是不錯的食物，因大白菜與蘿蔔富含維生素Ｃ、紅蘿蔔富含維生素Ａ。

也可能有海藻類過敏的患者，對海帶湯會出現過敏反應，如有這種情況的話，可能需要少量嘗試看看，更可搭配沒有抹油的海苔一同食用，海苔盡量選擇等級較高的海苔為佳。

這樣一來，可能鈣質會稍嫌不足，但卻不是一分營養不足的菜單，因為大醬與泡菜是經過發酵的發酵食品、加上煮熟的青菜可獲得維生素與礦物質，根本不需要額外攝取乳酸菌或是綜合維他命。

若是前述提及，僅食用水滾豆類、或是只吃泡麵的人的話，確實很難講，依據這分菜單進食的人是不需要擔心的。依據這分基本菜單，過敏症狀獲得緩解之後，可根據個人情況追加小魚乾、豆腐、肉、雞蛋等等，所以也不需擔心鈣質不夠。

到目前為止，我已經指導過各種過敏患者，包含蕁麻疹、濕疹、類固醇副作用患者的食療菜單，其中對於飲食相當敏感的患者真的非常多，多數患者都是類固醇已經無法起作用，必須改變治療方式的人。

雖然過敏的主要特徵就是不斷在好轉與惡化之間反覆的疾病，但長期使用類固醇的患者起伏會更加嚴重，當這些患者的食療菜單集中在主食為白米飯與泡菜時，就不會出現症狀起伏的現象。這不得不讓我思考，這些患者真的是帶有極端過敏遺傳、或是腸胃粘膜免疫系統有嚴重的問題嗎？

設計你的專屬過敏菜單

我時常會告訴過敏患者，以皮膚狀態為基準，恢復到百分之八十時，即可視為治療結束，若未達這個基準，就還是會出現搔癢症狀，並且深受飲食與環境的影響，最重要的是容易再次復發，所以必須治療到皮膚狀態、顏色回到正常膚色為止。因為過敏產生的炎症會附著在皮膚表面，所以當皮膚回到正常膚色之後，就算還是屬於敏感性肌膚，但是皮膚已經恢復他的各項功能，只要好好保養就可以恢復正常生活。

若難以等到痊癒，至少要等到百分之八十左右才能視為治療完成，爾後皮膚才可能自行恢復到正常，當然這還是會因人而異，畢竟有的患者恢復力較強、有的患者恢復力較差，更有患者停止治療之後，就會毫無進展。臨床上顯示患者體格與體力成對比，以成人為基準的話，女性在四十公斤左右、男性在五十公斤左右的話，恢復能力就較弱。

當過敏治療結束、情況好轉後，需要注意的事項如下：

一、不可只集中吃一樣食物

極端的說就是除了白米飯之外，沒有一樣食物是安全的，就算依據醫生指示沒有每天食用玄米、豆類、堅果類、牛奶等，卻認為蘋果對身體好，每天吃一顆以上、或是香菇可以吃，而每天煮蘑菇茶當水喝的話，也可能會出現不好的反應。

特別是電視或是網路上說哪種食品對身體哪裡好，就馬上跑去購買的行為更是要謹慎。近來盛行的紅扁豆、藍莓等等，目前還無法確認過敏患者集中攝取時，會出現什麼反應，也不要因為過敏症狀變差，就認為是瞑眩反應。還是要重覆強調，過敏患者不會因為食用了以上這些食品就變好，過敏患者最理想的治療，就是必須耐心等待，慢慢的等待到不會反覆起伏為止。

於追加配菜的時候，若不知道會不會引起過敏反應，則需要少量增加，如此就算會引起身體過敏，但是可能不太會顯現在皮膚上。舉例來說，同樣是攝取兩百克的蛋白質，若是食用蒸蛋五十克、碎豆腐一百克、燉牛肉五十克的話，不會出現問題，但若是吃下烤牛里脊肉兩百克的話，當天就可能會出現搔癢症狀。

二、遠離濃郁口感、重口味醬料、高卡路里

我常常想，真的有必要強調湯汁的秘訣嗎？飲食專門店的料理會比一般家庭料理用更多的材料熬製濃醇湯汁、用醬料製作配菜，為了較佳口感會用油炸、或是放入孩子們喜歡的起士，但這真的有必要嗎？可能是我的想法較跟不上潮流，但聽到近來因為孩子們不愛吃泡菜，因而煮泡菜鍋的時候會放入莫扎瑞拉一事時，著實嚇了一跳。

近來學生們最少都會有一餐是外食，成人也多有包含宵夜在內的三餐都是外食的情況，通常在外都會吃重口味、高卡路里的飲食，所以在家更要吃

清淡、低卡路里的飲食才能均衡。

若持續攝取高卡路里、加上醬料過多的食物，就會出現營養過剩的情況，更會讓過敏患者承受更多的痛苦，已經日趨穩定的成人過敏患者如果進食情況是這種情況時，可能會在極少部位出現濕疹等過敏復發的現象。

即使我目前會每日確認治療中過敏患者的菜單、提供治療結束後的過敏患者菜單建議，但基本上都是希望過敏患者透過慎選菜單，能夠與一般人過同樣的生活。就算不是現在，也希望患者在皮膚情況較佳的幾年後，能夠與家人、朋友一同享用炸雞、或是若無明顯過敏情況，可以吃到螃蟹或是蝦子的那一天的到來。

只要認真地完成可讓皮膚恢復正常為止的第一度治療，食用適合過敏患者的食物，腸胃免疫就會往好的方向改善，不會過敏的時間就會漸漸拉長，偶爾還能夠吃多一點肉類、麵粉類食品、喝點小酒，此時就算會出現一點點發炎現象，卻也不會惡化，馬上即可自行痊癒。好的過敏治療就跟房子的建築工程一樣，只要不是帶著嚴重過敏基因出生的話，肯定能夠期待那一天的到來。

吃保健食品，不如好好吃三餐就夠了

我周圍的朋友幾乎都會服用維生素、或保健食品、或補充劑，無一例外，根據二〇一三年韓國國民健康統計指出，韓國有百分之四十四左右的人會服用紅蔘、維生素或是擴物質等食用等級的補充劑，還有一些人是認為大家都有服用，若自己就沒有的話，可能會影響健康而服用。

但包含我本人在內，許多醫生與食品營養學者、藥師皆認為三餐正常攝取的話，其實不需要額外服用維生素、營養劑。以一般家庭常見的綜合維生素為例，其所包含的維生素與擴物質含量多半都是每日建議攝取量，這些都可以在三餐飲食中充分攝取，再者，大部分維生素僅有必要含量會被身體吸收，其餘都會排出體外，所以根本沒有服用維生素的必要。

若是因偏食而導致短暫缺乏的衛生素或是礦物質的話，多半也不會對身體產生立即性的影響，還是可以從其他食物中獲取。人體所需的營養素，透過飲食自然攝取時，人體會自行利用儲存或排出，若是服用藥物的話，可能會變成過度攝取，也可能會混亂免疫系統。

既使這些保健食品與天然食品是同一化學架構，其效果與反應也不會一模一樣，根據二〇〇七年二月美國醫學會（AMA，American Medical Association）的研究結果顯示，維生素A、維生素E、β-胡蘿蔔素等合成維生素補充劑，除了不具有延長睡眠的效果外，還會增加死亡的危險，還主張長久服用維生素劑的人，反而容易罹患特定疾病，一部分鈣質補充劑產品可能會導致心肌梗塞，當然還是有人反對這一主張。

我認為還必須思考到這些保健食品的添加物，保健食品中不僅含有有效成分，同時也添加了防腐劑、安定劑、著色劑、凝固劑等等化學合成添加物，並在萃取有效成分的過程中，添加中和劑、或是萃取劑，以及加工處理時需要使用的藥材。

然而加工過程中所使用的藥材並沒有標示義務，所以我們不會知道究竟使用哪些藥材、用量為何。所以對於需要避免食品添加物的人來說，服用這些保健補充劑，就像在攝取化學物質一般。

非過敏體質的一般人就算每天食用調味料、或是攝取各種摻有各種化學藥品的保健食品也不會有任何副作用。但過敏患者不一樣，過敏患者對於少許的毒素相當敏感，攝取過多營養會讓身體識別為異物質，可能會為了排出這項物質而出現過敏反應。

跟身體不和的東西進來了，必須產生抗體對抗的過程就是過敏反應。曾經有一位女性患者因為平時身體弱、容易疲累而來找我看診，但她不是服用補藥，而是服用不同種類的保健食品，幾年下來導致全身出現嚴重的皮膚炎。

如同被各種化學肥料、農藥污染的農田需要休眠一段時間，才能再度耕作一般，這位患者的身體也需要長時間的休息才能解決，當治療結束之後，必須持續維繫一段時間才能找回正常的免疫系統。同樣的，每天都吃肉類與麵粉，累積許多抗體在體內，又服用保健食品的話，反而會讓營養過剩的可能性高過於好的反應不是嗎？

過敏患者平時不需要服用不必要的藥物或保健食品，要讓身體保持空閑最佳狀態，畢竟平時管理再好也可能會遇到突發狀況，像是轉學要適應新的生活環境、成為考生、工作上需要時常加班等等。當發生這些情況，若能遵守進食菜單，就不致因為環境情境導致努力崩盤，但還是有需要藥物治療的狀況。

當症狀嚴重的時候，必須適度地以藥物治療。時常會有人詢問，依據我主張不吃不必要的藥物與食物的患者，與非常認真，什麼都吃的患者中，哪一種患者的治療會更快、更有效果？我想答案大家都很清楚。

不僅有維生素或是抗氧化劑，蛋白質或是以脂肪為主要成分的保健食品，或是禪食都是過敏患者必須避免的食品，這些食品不僅對過敏沒有效果，更可能會導致過敏，對皮膚造成不好的影響。

發生任何情況，其責任都在患者或是監護人身上，畢竟過敏的因素相當多，也可能會產生不同症狀、疾病，所以千萬不要認為吃什麼特定產品、或是用特定的保養品、或是出出汗就可以痊癒，這些都是很危險的想法。

第五章

為什麼過敏寶寶愈來愈多

過敏，又稱為「幼兒濕疹」，多好發於嬰幼兒身上，其理由如下：

一、腸胃尚未成熟，容易引起過敏的抗原會較難被分解、較易被吸收。

二、提供腸胃防禦的免疫球蛋白A較成人為不足。

三、腸周圍的醣蛋白較成人少。

四、腸的連續運動與消化力較弱，抗原較難分解、較易吸收。

因為腸胃尚未成熟，所以更容易出現食品過敏情況，未滿一歲的幼兒出現過敏性皮膚炎多半都是食品導致的，一歲之後常見是因為家中灰塵、塵蟎導致吸入抗原。

嬰幼兒發生過敏現象有百分之八十五以上是跟飲食相關，沒有完全分解的飲食，會被腸胃吸收，引發過敏，造成嘔吐、腹瀉等等腸胃道症狀，同時會顯現一些問題在皮膚上，因此須等到腸胃功能成熟之後，才能漸進式的逐一增加，但從出生到滿三個月為止，僅需要母奶或是奶粉、最快也要滿三個月之後才能開始餵食幼兒副食品（大致上都會到四個月之後）、滿週歲之後才會開始吃飯。

曾經有一位老奶奶，因為給孫子什麼都會吃，喜歡看著孫子進食的模樣，在孫子滿週歲之後，就讓他吃炸醬麵，卻讓孩子的過敏症狀加劇。當然，若是發育情況良好且沒有過敏的孩子，吃成人吃的食物是不會出現大問題，若是過敏體質的孩子就需要特別注意。

三歲後腸胃機能發展健全

幼兒的腸胃情況並非一直處於未成熟的狀態，隨著成長階段不同，會漸漸開始發展健全的免疫能力，而這個時機就是三歲的時候。所以三歲時，腸胃功能發育完備，對於牛奶、雞蛋的過敏會漸漸消失。

但並非所有人都可以不用擔心牛奶或是雞蛋引起過敏的問題，只不過是沒有過敏、或是輕微過敏的人較少見因為牛奶、或雞蛋而過敏的情況而已。嚴重程度在中上左右的患者，一旦喝了牛奶或是吃了雞蛋就會嘔吐、腹瀉，就算沒有其他明顯的過敏反應，但這種情況反覆發生的話，就是過敏惡化的症狀。還有一部分成人不論是否有過敏體質，對牛奶跟雞蛋就是會出現過敏反應。

另一方面，三歲之後出現的過敏情況就不會消失，過敏反應嚴重的花生、堅果類、海產等的情況會終生相伴，也就是說當一歲時出現的胡桃過敏症狀，或許會因為年紀漸長而不太會出現明顯的過敏症狀，但不會消失。再者，三歲後初次食用蕎麥而引起過敏現象的話，可能會因為年紀漸增而不太會出現高強度的喉嚨浮腫現象，但持續發生過敏的情況還是很高。

過敏皮膚炎有百分之八十五以上會發生在五歲以下的幼兒身上，其中多數是一歲以下的嬰兒，一般來說，過了一歲之後，有一半左右會消失（50％）、進入小學之後，又會有一半左右消失（25％），剩餘的一半會於青春期消失

（12.5%），等到成人之際，約有百分之九十會消失。根據統計數值指出，多數罹患有過敏的孩童的父母，皆帶著「長大就會好」的希望。

然而，過了一歲還沒好、或是到了小學還是一樣，持續到青春期的話，既使成年之後，還是會持續出現皮膚炎的症狀，雖不致於出現嚴重的炎症，但容易出現傷痕，也可能會出現痘疤化與色素沈澱，這會讓人心理上出現自卑情節，所以青春期之前務必接受良好的治療，才不會出現這種情況。

事實上，從小到青春期過後還是一直罹患有過敏的患者，其過敏狀態就屬於高嚴重度。此外也有幼時沒有過敏，成人之後反而發生過敏的情況、或是幼兒期之後沒有復發，長大成人後卻又復發的情況，因而需要時時確認、該好好控制或治療的時候，就必須採取行動。

過敏常發生於改變飲食的時候

過敏情況並非出生之後就持續不斷的發生，而是發生或復發於改變飲食的時候。幼兒換吃副食品、或是週歲後開始吃飯配菜時會發生，三歲之後進到幼兒園、或是進小學後食用營養午餐時會發生。

因此當孩童因為過敏來就醫時，需要確認學校營養午餐的供應餐點表單，以便進行管理，而小學前的幼兒園或是幼稚園則必須提供白米飯而非雜糧飯為主食。

成人則好發於剛進大學或剛進職場時，可能離家在外地過生活、或是外食比率大增，會容易出現過敏或是再度復發，原本有過敏的患者可能會因為考上大學、壓力減少而使過敏減緩，但入學之後可能會出現原先沒有的過敏情況，或是幼時的過敏再發，這再度顯現飲食對過敏的影響相當大。

當然，壓力或是睡眠不足也會是原因之一。如前述，最簡單、最方便的預防方式就是管理飲食菜單，如果能盡量在家料理用餐的話，過敏的症狀就會減緩許多。基本上是要找出問題點，而非攝取聽說可以改善體質的食品、補充劑，或是蔬果榨汁飲用。

原本沒有過敏，長大成人之後第一次出現過敏的患者，因為沒有幼時治療過敏的經驗，所以會發生一些問題。因為通常過敏多是從臉部皮膚開始，難以發現自己是過敏體質，加上對藥物的知識不足夠，會持續使用高效率的類固醇軟膏，或是進行雷射治療等等錯誤方法。

沒有養育過過敏兒經驗的父母，可能會出現錯誤的治療與管理方法，這種過敏雖然不嚴重，但因為皮膚過度損傷之故，需要治療的期間也會拉長，事實上現今與十年前相比，反而是類固醇副作用的患者增加，多於一般的單純過敏患者。

亞洲人的腸屬於澱粉消化型

亞洲人從新石器時代過後即採行農耕生活，攝取各種穀物為主食，所以對於攝取穀物與馬鈴薯相當熟悉，也就是我們的腸胃屬於澱粉消化型腸胃。相較於西方人，消化蛋白質的能力稍弱。然而一九八〇年過後，牛奶、雞蛋等等蛋白質商品激增，攝取量也大增，導致過敏性鼻炎、過敏性皮膚炎的患者增加，我認為這一類變化仍在持續進行中。

從結果看來，具有過敏體質的人，無法安全地適應西方的飲食習慣，或是適應的較遲緩，後代子孫會如何適應並產生變化我們尚且無法預測，但目前罹患過敏的患者，必須接受這一點，依照較安全的傳統飲食方式，也就是以米飯、配菜為飲食生活才對。

以現今的基準而言，營養不良、多產畸形兒的國家，反而沒有過敏、或是長粉刺的情況，其實關於粉刺，整體趨勢是主張與過往飲食習慣沒有太大關係，但近年來特定食品會造成粉刺情況惡化的主張也漸漸出現，這裏還是要強調那一句話「What you eat is what you are」，吃下肚的食物影響了你的健康。

因為東西方不同的遺傳基因，使得西方對於過敏的研究沒有包含豬肉或雞肉，或是根本無法成為重要學說依據，但對於牛奶、雞蛋、花生、魚類以及橘子類的過敏卻有許多琢磨。

另一方面，韓國的論文則是包含豬肉、雞肉的研究，臨床上患者主觀認為造成問題的食物中，也包含雞肉、豬肉以及麵粉類食物。事實上筆者從二〇〇三年開始針對患者進行的問券調查結果也可得知，當患者攝取後會出現蕁麻疹或是過敏加劇的飲食，依序是雞肉、麵粉類食品、豬肉、牛奶。肉類跟牛奶一樣具有動物性蛋白質，會引起食品過敏。然而最大的問題在於前述提及的，使用油炸的炸雞、或是有噴灑農藥的進口麵粉，才真的會引起過敏。

目前罹患過敏的患者，在一定時間內，也就是當身體到達穩定階段之前，是不可吃所有肉類食品。東方人約有百分之四十左右在攝取乳製品之後，會造成消化障礙，這是先天性分解乳糖的消化酵素不足之故，所以牛奶、起士、奶油等等乳製品也應同時禁止食用[17]。特別是兩、三歲的孩童，其小腸內乳糖分解酵素，也就是乳糖酶少，若是攝取牛奶等乳製品，就會難以消化，所以務必注意不可過度攝取。

17 乳糖過敏症與牛奶過敏屬於不同情況引起之故，所以不被視為食品過敏，然而實際上出現的症狀相類似，因為乳糖分解不完全，腸胃出現炎症反應，最終會提高抗原的滲透性，產生過敏反應，加重病情之故，所以在此提出。

第六章

過敏是身體在抗議

無法根治，卻能透過「忌口」控制

每一位過敏患者都有他們的故事，有的最少都去過三家以上的診所、除了診所治療外，乳酸菌、綠藻、禪食、醣營養素等等保健食品也都乖乖服用，以及每天吃玄米飯跟蔬菜、飲用蘑菇熬製的水。舉凡是據說對身體好的化妝品、木醋液、軟水機、離子水機等都用過、喝過、吃過。為了逼出汗水，每天都去三溫暖、或是運動，甚至於不是近年來流行的，是二十幾年前流行的玉器都買來配戴，說按摩椅好就去買按摩椅的患者比比皆是。

這些患者有許多的感嘆：

「就只有在治療的當下有效！」

「做了檢查，可是什麼原因都找不到！」

「一開始有出現暝眩反應！」

「每天去三溫暖或是運動好累、辛苦！」

「人家說好的東西通通試過了，應該是我有問題吧！」

這裡沒有要指責的意思，不過認真看完本書的讀者，應該可以看出問題點在哪邊才對，請務必丟棄「這說那說，可是誰誰誰說得對……」的不安、毫無自信想法。

我深深理解過敏患者所承受的痛苦、經濟負擔、以及內心的憂鬱感。然而，知己知彼才能百戰百勝，對於失敗的原因必須冷靜的判斷，找出為什麼選擇了沒有效果、或是有害的方式，為什麼經過多方嘗試的過敏治療無法成功？就我多年來治療過敏的經驗，多半都因為過敏患者與父母對過敏的觀念理解錯過有關。

過敏原因包含遺傳、生活習慣、環境、壓力、疾病等等因素，「多因性疾病」是過敏最大的特徵，不是吃了什麼好東西、或是塗抹了什麼好東西就能夠解決，這個想法是失敗最大的原因。

再者，必須接受藥物治療時，又因為對藥物認識不深，沒有正確使用藥物，當然過度依賴藥物是不對的，但若是需要接受藥物治療，也不能輕忽，才不會耗費過多時間在過敏治療上，白白讓許多機會流逝。

透過客觀的給予適當管理與適當的治療，多數過敏患者大約一年有三百天左右的時間，可以毫無問題的正常生活，當然之後的情況也保持不錯的狀態，事實上治療結束之後，有許多患者也都多年沒有再度復發，更不用說治療過後，就此完全脫離過敏的患者也不少。

過敏治療，了解自己的身體

找上我的患者中，多數都是承受多次失敗的患者，然而他們該嘗試的都嘗試過了，像是每天進行半身浴、乖乖吃藥，每天服用類固醇、以及各種保健食品。聽說矯正脊椎好就去矯正脊椎、聽說玄米好就天天吃玄米，為了解決惡性過敏，辛苦地嘗試各種方法，有些患者因為這些方式而解決了搔癢問題，但卻出現更多的問題。其實這類患者反而比什麼都不做、只用少許類固醇患者還要難以治療，因為他們長久以來使用了許多不自然的方式，已經造成免疫系統混亂導致。

特別是近年來，幾乎人人都強調運動與瘦身的重要性，大家都相信必須這樣做。在沒有糖尿病或是成人病的情況，體重正常、或是體重過低的過敏患者也每天都跑步一小時、每天都逼自己運動出汗、又去購買難以買到的特殊水來喝。數年間不斷交替服用著蘆薈、乳酸菌、乳酪果、綠藻、醣營養素等的保健食品，以及每天食用玄米飯真的是順應自然的方式嗎？

我並不這麼認為，在到處強調運動的重要性、每天都要吃玄米飯的情況下，能夠理解嘗試這些行為的心情（但非覺得好的意思）。這其實相當辛苦，而且這樣對職場生活或是學業會有什麼幫助嗎？會更有精神嗎？雖然可以理解過敏患者已經到了什麼事都必須嘗試的地步，但是人生不僅只有過敏治療不是嗎？

臨床上也顯示，用這種方式治療與管理的患者，不僅會有泛紅與搔癢的症狀，夜晚要睡的時候，也會因為全身痠痛而讓身體醒的時間更多、更不舒服。或是明明沒有冒冷汗，醒來的時候卻發現棉被是濕，甚至常會出現與過敏無直接相關的陌生症狀。

而且，這樣好轉又惡化嚴重的話，會以一週為單位反覆出現，這樣皮膚就會呈現極端的症狀，這一類患者要治療到成為一般過敏患者的階段，需要耗費極為漫長的時間。

過敏患者先天性免疫力就較一般人敏感，若後天的治療又不得當的話，不僅會出問題，還會導致嚴重的後果，就像蓋錯的家，會導致一部分要拆除、水電都要重拉重牽，牆壁也要重新裝設等的情況一樣，才能恢復身體的免疫系統。

因為服用各種營養食品而累積不少廢棄物的腸胃免疫才可再次啟動、損傷的皮膚也能再次復原，從而治療皮膚的症狀，才可以讓全身的免疫系統得到改善，降低復發的機率，這就是需要正確治療與正確食療的原因。

累積好的身體點數

再次強調，過敏是多因性疾病，在飲食、環境、保濕等等不同層面都需管理得當，但會有需要依據症狀的輕重不同而不同，有需要管理飲食中使用的醬料的患者，也會有必須塗抹乳液、時刻確認房間溼度的輕微患者。

患者總是會將希望賭在其中一項，全心全力的去做，一位使用據說有添加特別成分的保養品，當其皮膚炎嚴重時，也曾經使用過類固醇的患者找上前來求診，其實這種類型的病患確實不少。我可以理解患者如同抓住一株救命草的心情，但屬於多因性疾病的過敏，實在是無法相信單一保養品就可以挽救局勢。

我強調的食療法也是一樣，食療法原本就是改善腸胃免疫最重要的方式，但若該治療而不治療，只會乖乖遵循食療法是不會變好的，因為這樣難以期待身體能夠從疲乏的狀態下逐漸復原。

這些問題就出在當一個方式沒用，就又馬上換其他方式的做法，這又特別常出現在目標性明確的男性身上，當認定這個方法不恰當時，就會快速改用其他方式的做法，並不能說這樣是錯的。

然而我的判斷，目前處於嚴重狀態的患者，最少需要六個月到一年、或兩年的時間才能累積良好的點數，才能期待確切的成果。事實上每當出現起伏就忍受不了而放棄的病患還不少，但過敏長達十年以上、或是使用免疫抑制劑的患者，怎麼能期待一個方法就能迅速有效的改善呢？癌症治療尚且需要經歷第一次手術，以及第二次抗癌化學治療、放射線治療等等，還要維持良好的生活習慣才能有好結果不是嗎？

醫學屬於科學的一部分，然而人類的身體還是有許多無法以科學數據化說明的部分，可以說是接近人文學的科學。我們的身體不會因為投入1就會出現1，可能連0.8都沒有，若能有0.6的話，已經算是不錯的情況，特定的治療方法，能同時維繫生命與癌症，而選擇最安全、最具效果、最快的方式，不就是醫生的本分嗎？

特別是過敏在這點上是屬於更不顯著的疾病，或許筆者往後可以針對不同的患者，確認出是食品50％、環境20％、保養品10％、壓力20％的比率，但無論如何，要累積優良點數才是過敏治療的王道。

患者必須找出適合自己的最佳溫度與濕度、適當的保濕，以及認真的進行食療法，讓腸胃免疫變好，同時不要承受過多壓力，才能維持好的身體狀態，這是累積良好點數，治療過敏的最佳方法。相反的，每天榨取蔬果汁飲用、熬夜等等行為，反而會累積惡性點數，無益於過敏治療。

後話

醫學上所謂的過敏體質，是善於製造免疫球蛋白E（IgE，Immunoglobulin E）的體質，免疫球蛋白E在假說上，原本是可除去生物體上寄生蟲的抗體，在舊石器時代、尚未發現火源之前，人類僅能食用生的食物，當時寄生蟲很多，體質屬於善於製造免疫球蛋白E的人就比不善於製造免疫球蛋白E的人優勢。

歷經適者生存而能繁衍後代子孫。然而，當驅蟲劑日益發達的今日，免疫球蛋白E就沒有作用，反而會因為飲食、花粉等產生過敏反應。免疫球蛋白E主要是在腸胃、支氣管黏膜中製造，因此具有過敏體質的人，會於腸胃、支氣管引起發炎，擴散到皮膚時會出現過敏、濕疹、蕁麻疹等皮膚疾病，若是到呼吸道的話，會引起過敏性鼻炎、或是氣喘，留在腸內的話，就會引起大腸激躁症等現象。

血液檢查時，可以得知過敏患者約有百分之八十左右都是處於免疫球蛋白E數值增加的情況[18]，然而，就算這數值是正常的，在臨床上也不代表就一定會過敏，相反的數值高，也不見得就是過敏症狀嚴重，需視過敏狀況、抗原數與敏感程度、在抗原暴露的時間的比例而定。也就是說免疫球蛋白E數值高的話，對於雞蛋、豆類、家中灰塵、白樺等會產生過敏現象，這也是過敏症狀會持久的意思。

然而，這數值也不是永久不變的，當治療結束之後，過敏現象幾乎消失，卻也不會因此而讓數值下降，但若是有長期計畫，累積優良點數，改善免疫情況的話，這個數值就會下降，也就說不論是嚴重過敏體質，或是輕微的過敏體質，都是可以經過努力改變。

白血球等人體免疫細胞有百分之七十左右在腸裡面，而腸子的上皮組織是寄生蟲的巢穴，雖然每個患者情況都不盡相同，但對於過敏影響至極的重要因素就是飲食。攝取飲食過後的三至五日間，飲食會停留於腸胃中，影響腸黏膜免疫，引發多重組織與臟器的過敏反應，所以才說飲食格外重要，若能確實地執行正確食療方法，會對過敏治療相當有助益，若長時間不攝取會誘發過敏的飲食，就算一開始在過敏檢查中，是呈現陽性的飲食，至此就會變為陰性，當症狀變輕微之後，該食品就不會有問題，可以安心食用。

深入研究過敏與診療的醫生，有將食療的成果發表成論文，不過臨床上要進行食療教育時，卻有諸多困難，因此，患者想要實踐食療法也無法輕易找到相關資訊。因為書籍或是相關新聞報導全都是鼓勵吃素、或是食用發酵飲食、或是當季食物，然而這並非適合過敏患者的食療法，僅是健康的一般人可以追求的健康飲食而已。更不用說連提醒過敏患者不可食用牛奶、雞蛋、肉類，會引起過敏的程度都沒有，所以家長才會在不知情的情況下，餵食過敏的孩子蔬菜粥或果汁等等，闖下大禍。

再者，人們多半不是聽從醫生，而是聽從過敏專家的資訊，這也是一個大問題，雖然其他疾病也差不多，但過敏在學術理論、以及臨床上的差異極多，依照指導手冊治療也可能毫無成果。

不論是先天還是後天，特殊體質造成預想不到的反應也不少。用棒球來比喻的話，就是常常出現不規則彈跳的情況，不過就算情況如此，也不可認為本人知道的就是全部、就是不變的真理。

本書內容是集合了我二十年來的臨床經驗與知識累積而來，希望能夠傳達多角度且有系統的過敏療法，盡可能刪除不用一些過於艱澀的學術用語、以較常見的用語撰寫。希望透過本書，能讓過敏患者正確的理解過敏這一個疾病，學習綜合判斷的思考原則，這樣才能有效地治療過敏、調整自己的免疫能力，並可有效達到預防的可能。

18 一般血液中 IgE 為未滿 100 為正常、100~200 是警戒範圍、200 以上則是過高，也會有 500 或是 1000 的情況，筆者也曾見過 10000 左右的患者。

附錄

需要飲食療法的皮膚疾病與症狀

本書可適用於過敏、各種濕疹、蕁麻疹、皮膚劃紋症、類固醇副作用、結節性癢疹等會引起搔癢的皮膚疾病。

過敏

過敏的主因是遺傳，是極容易復發的皮膚炎，特徵為皮膚容易乾燥、搔癢，嚴重時會因為各種刺激而容易招致皮膚發炎。多數是基於遺傳與環境因素，推測是免疫學反應與皮膚保護膜異常而出現的情況，以下表為例，三種主症狀中出現三項以上，二十三個副症狀出現三項以上就可確診為過敏。

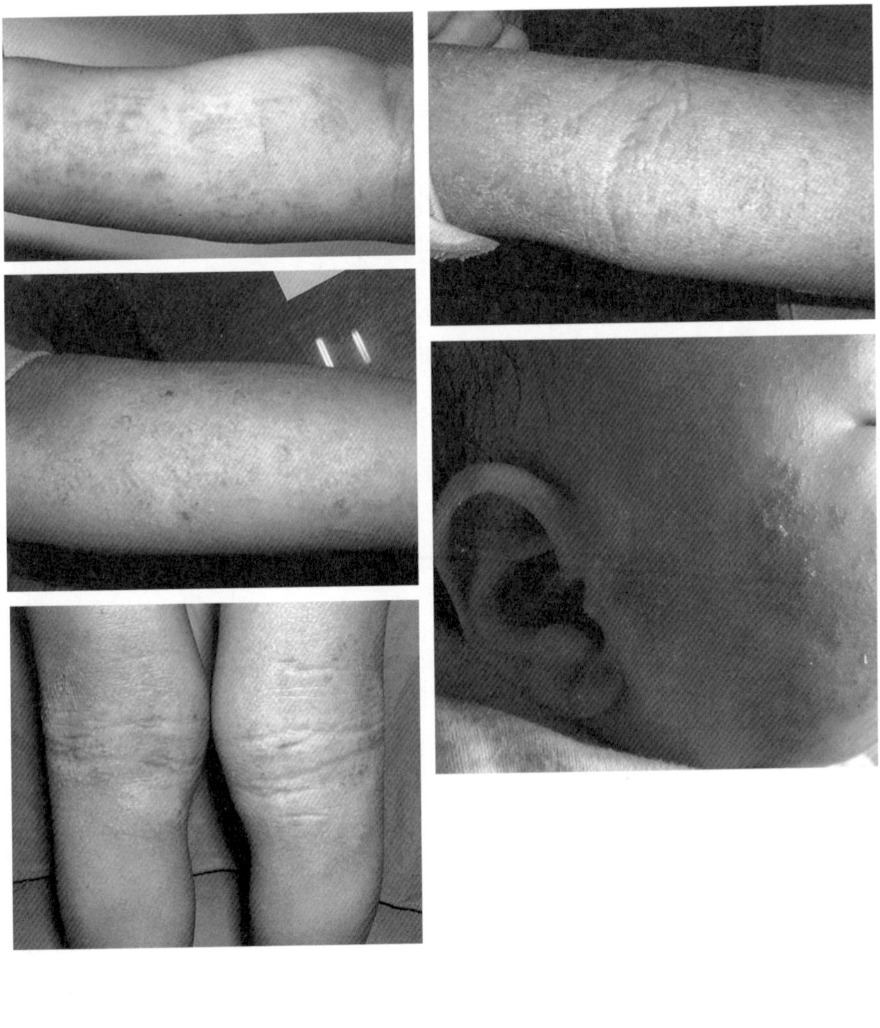

過敏診斷基準

主症狀

▼會搔癢

▼特定發疹模樣、關節部位或是臉上常出現

▼慢性循環在好轉與惡化中

▼有過過敏病例或是有家族遺傳

副症狀

▼皮膚乾燥

▼有魚鱗蘚或是手紋深

▼常出現第一型過敏反應（急性過敏反應、全身性過敏反應）

▼血液檢查結果顯示 IgE 數值高

▼幼年發病過

▼皮膚常因細菌、黴菌、病毒感染

▼手腳濕疹

▼乳頭濕疹
▼唇炎
▼結膜炎
▼眼下皺紋深
▼圓錐角膜
▼白內障
▼黑眼圈
▼臉色蒼白、或皮膚炎
▼乾白蘚（白玫瑰糠疹）
▼脖子皺紋深
▼流汗會搔癢
▼兩頰出油具有過敏反應
▼毛囊角化症
▼對飲食呈現過敏反應
▼會因情緒與環境惡化
▼白色皮膚劃紋症（劃過皮膚會出現白色現象）

濕疹

不論是內因性與外因性都可能引發的發炎性皮膚反應，主症狀是搔癢，此外還有紅斑、丘疹、水泡、膿泡、焦痂、鱗蘚、龜裂、肥大等症狀。

一般而言，皮膚炎與濕疹為同義語，經常混用，過敏也是濕疹的一種。

濕疹的分類

外因性濕疹	內因性濕疹	原因不詳的濕疹
原發性刺激皮膚炎	濕疹性藥疹	過敏皮膚炎
過敏性接觸皮膚炎	白蘚疹	脂漏性皮膚炎
光過敏皮膚炎	自體敏感性、	貨幣型濕疹
感染皮膚炎	或是自體濕疹性皮膚炎	神經皮膚炎

停滯皮膚炎		
汗皰疹	白玫瑰糠疹	乾性濕疹

貨幣型濕疹

錢幣模樣的濕疹，在濕疹中是最為搔癢的一種，過敏、細菌感染、金屬過敏、遺傳、昆蟲咬傷等都可能是原因，也與皮膚乾燥或是壓力有關係，飲酒者會更嚴重，同時長期間的沐浴、刺激，或是衣服都可能讓症狀更加惡化，伴隨著潰爛與浮腫，反覆於好轉與惡化之間。大小多為直徑0.5公分到10公分左右，可能就長個一兩個，也可能是全身大大小小共有數十個的情況，好發於手背、四肢、乳房、乳頭。

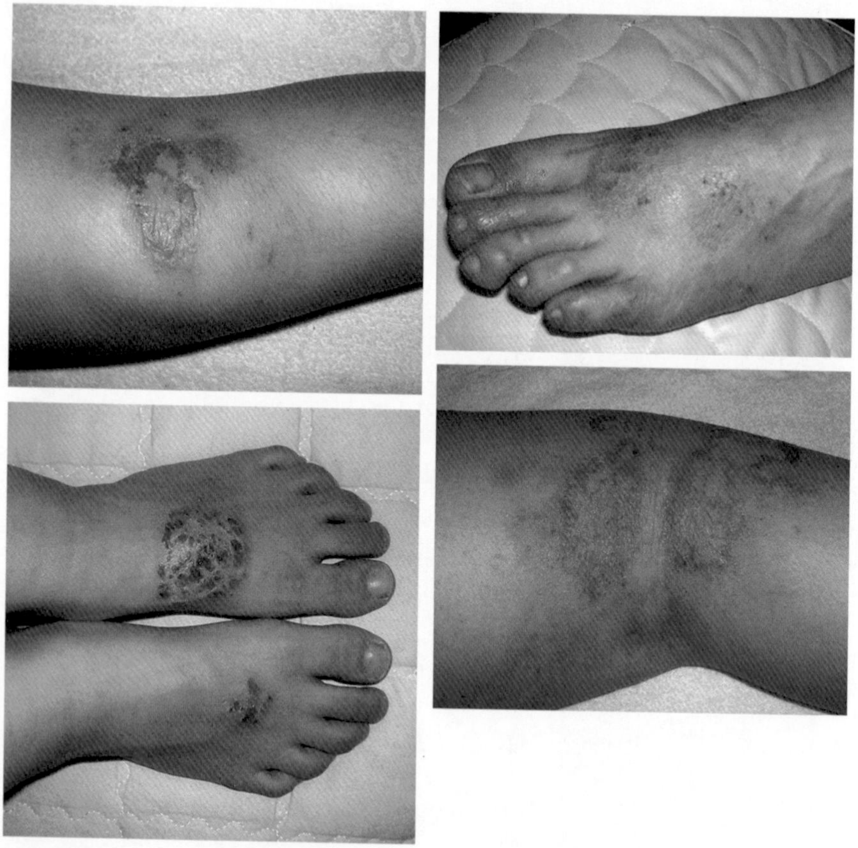

汗皰疹

汗流較多的手掌或是腳掌處，會長出水泡模樣的濕疹，屬於與流汗相關的濕疹，也與多汗症有關，百分之五十是過敏體質者。汗皰疹的症狀有水泡、剝落、搔癢、龜裂、潰爛等，水泡則是不只有一個、會有數個小水泡，更可能是數個合成一個大水泡的情況。多長在手指之間，若是在手指甲附近導致指甲變形，有時會非常搔癢、有時則不會，水泡會搔癢的話，就會引起角質、龜裂會痛，嚴重的話就會伴隨發熱現象。

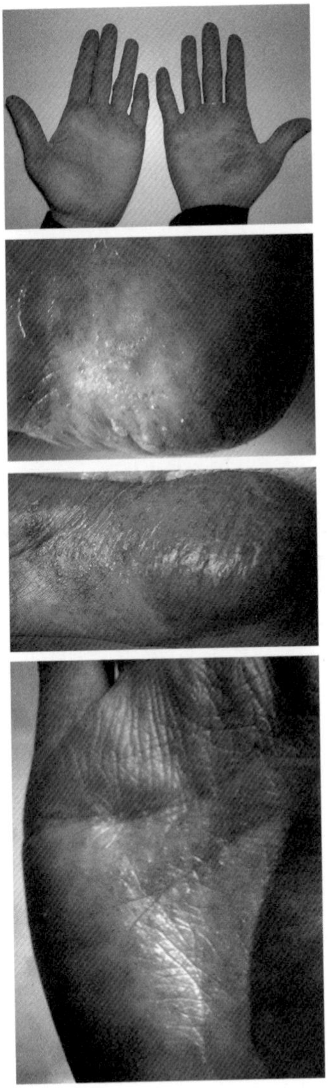

接觸性皮膚炎

與物體接觸所導致的皮膚炎，常見可能的物品有清潔劑、尿布、金屬物品、橡膠手套、保養品、漆樹等等，主症狀為搔癢與紅斑。依據發炎的原因可以分為刺激性（原發性）接觸性皮膚炎，以及過敏性接觸性皮膚炎，造成此一症狀的物質分類如下：

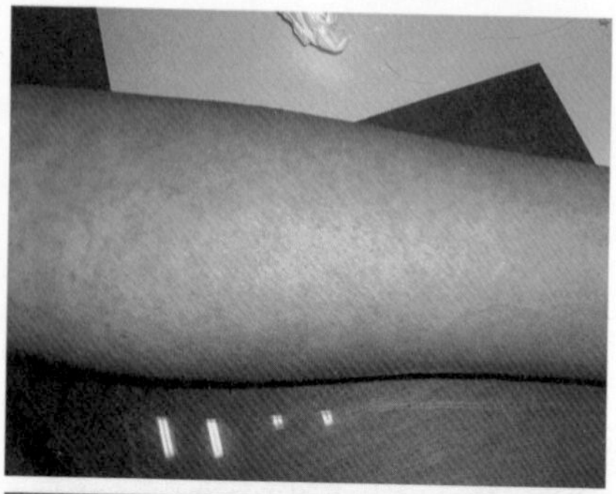

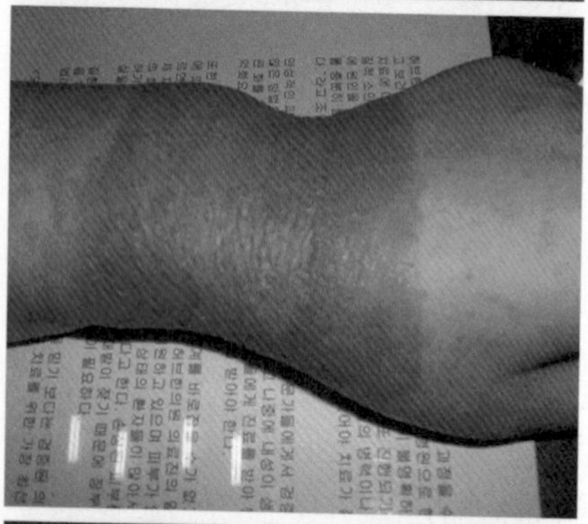

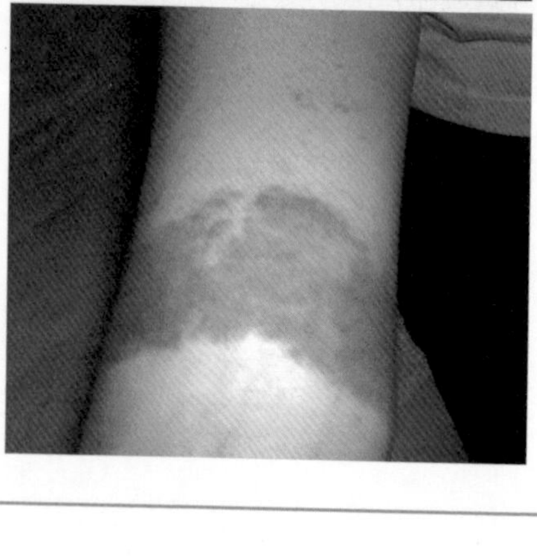

接觸性皮膚炎的物質分類

刺激性接觸性皮膚炎

鹼	肥皂、清洗劑、漂白劑、鹼液
酸	鹽酸、醋酸、苯酚、氫氟酸、乳酸等
其他	催淚彈、胡椒粉、溶劑、油 等

過敏性接觸性皮膚炎

植物	槭樹、銀杏樹果實、菊花科植物等
金屬類	鎳、鉻、水銀
保養品	基質（基底）、防腐劑、抗氧化劑
橡膠製品	除了橡膠外，還加上製作過程中使用的化學物質
皮革製品	加工時使用的化學物質與黏著劑
皮膚軟膏	基質（基底）、防腐劑、藥材
其他	塑膠製品、衣服、可直接接合的物質

脂漏性皮膚炎

伴隨有角質的斑駁皮膚炎，是好發於皮質分泌旺盛的慢性濕疹，多出現於頭皮、臉部，特別是字部位上方的眉毛、嘴唇周圍，也會出現在耳朵、腋下、胸部、腹股溝等地方，常見於具有脂漏性皮膚者的身上，男性患者多於女性患者。

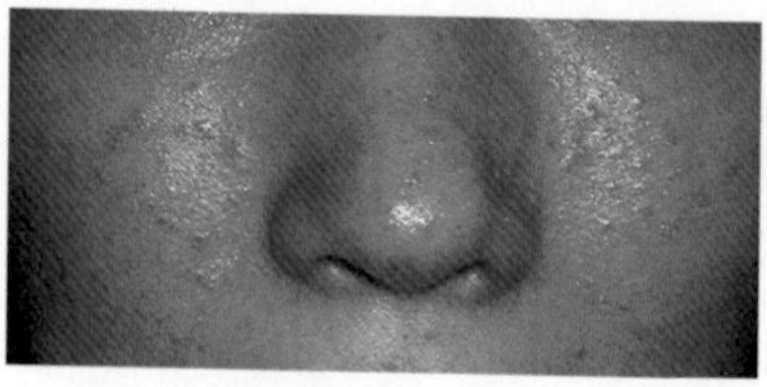

主婦濕疹

常見於婚後育有子女的女性身上，屬於長時間接觸水與洗潔劑產生的手部濕疹，更常見於過敏兒童身上。手上會出現紅色斑點，伴隨鱗片的濕疹，以及龜裂現象，最常出現於手掌，會比手指還嚴重，有時還會出現紅腫、潰爛的現象。預防對策為不要直接接觸水與洗劑，最好是先套上棉手套後再套上橡膠手套接獲。

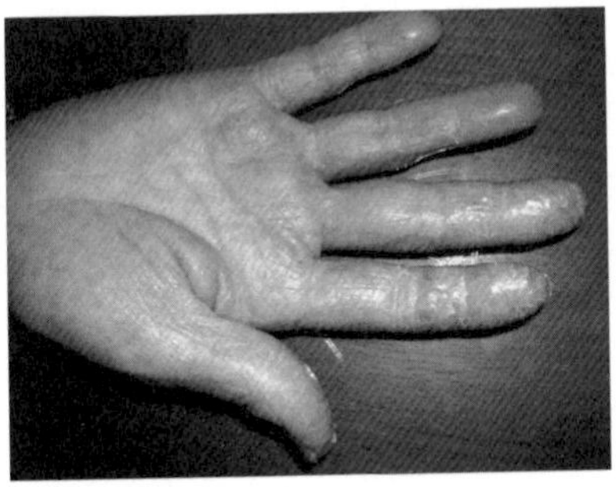

乾性濕疹

手、腳等皮質分泌較少的部位，會出現細微角質及乾燥搔癢的症狀，多發生於秋天等室內環境較為乾燥之季節，容易造成皮膚損害，多見於中年以上人士。乾燥的空氣造成皮膚角質水分不足、低溫又會讓皮膚的脂肪與汗水萎縮，當角質中的油脂不足時，會造成皮膚龜裂或是搔癢，最終導致表皮剝落。

結節性癢疹

伴隨嚴重搔癢的結節性癢疹，是皮膚疾病之一，會在皮膚出現一到三公分大小，中心部分較硬的發疹，過一段時間後會長成贅瘤的形狀，新的結節長出來之後，舊的也不會消失，留下傷疤。搔癢難耐，搔癢嚴重時還會造成出血，或是留下傷疤，與其他皮膚病一樣屬於原因不明，但因多半常見於壓力、以及中年女性身上。推測與荷爾蒙濃度有關。雖然主要發生於手腳，但也會發生於臉部、脖子、全身等處。

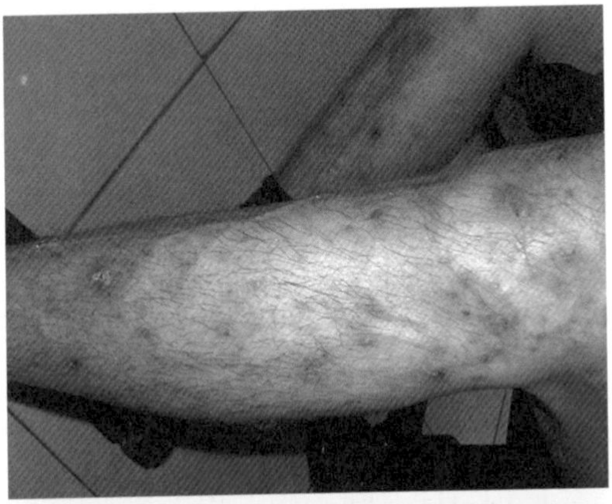

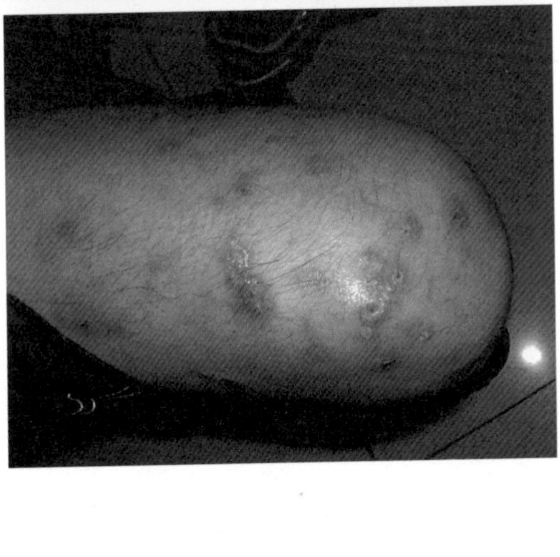

乳頭濕疹

發生於女性乳頭、乳房的貨幣型濕疹，常見於青春期後的成年女性身上，主要症狀會於乳暈或靠近乳暈處的皮膚，出現脫皮、搔癢、潰爛等症狀，呈現圓形，伴隨搔癢現象。乳頭與乳房的組織屬於皮下脂肪、淋巴、血管發達的部位，與其他皮膚組織不同，此處皮膚較弱、較為敏感，所以溼疹一旦發生，治療會相當緩慢，再發的可能性很高，但若放置不管的話，乳頭會變形，乳暈顏色會變深，所以需要及早治療。

外陰部濕疹

接觸性皮膚炎的一種，發病原因在於生理期經血或是衛生棉接觸的地方產生過敏反應，不僅難以復原，且會重覆出現搔癢、浮腫、發疹、角質。一般來說若使用強鹼性肥皂清洗外陰部的話，會讓外陰部過於乾燥，引起搔癢。洗澡不要用太熱的水，不適合用肥皂清洗，特別是月經來潮期間，需要保持衛生，穿著通風、舒服的內褲為佳。

蕁麻疹

全球人口約有百分之十五到百分之二十左右曾經罹患有蕁麻疹，是常見的皮膚疾患，皮膚會紅腫、膨脹、搔癢。因為食用了特定飲食或是服用藥物之後，造成的浮腫現象，此外，長期壓也會產生壓迫性蕁麻疹；熱風、熱水引起的熱過敏蕁麻疹；接觸冰水、冰塊、冷風產生的冷過敏蕁麻疹；泡水後的水性蕁麻疹；太陽引起的日光蕁麻疹；體溫上升引起的膽鹼能性（cholinergic）蕁麻疹，以及昆蟲引起的丘疹性蕁麻疹。但大多數的蕁麻疹是找不到原因的，多屬慢性蕁麻疹。

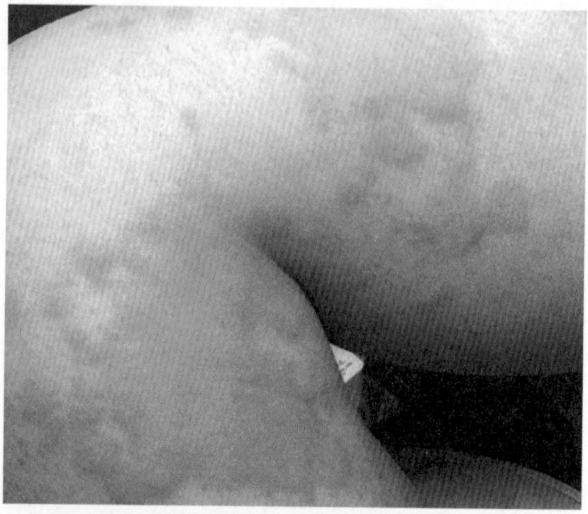

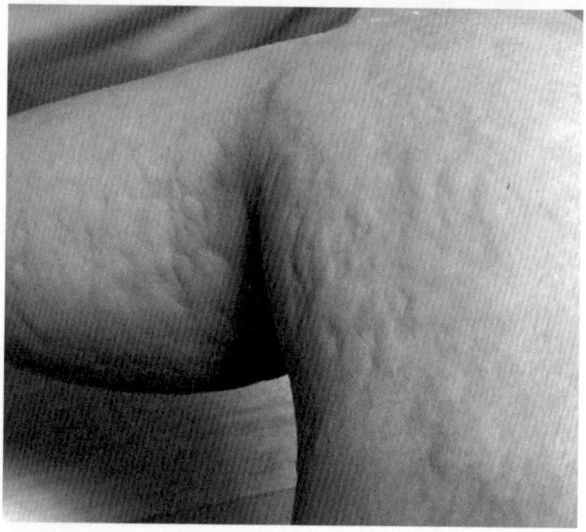

皮膚劃紋症

當皮膚承受一定壓力、或是抓癢、輕微按壓時，該部位會呈現紅腫、搔癢的症狀，屬於蕁麻疹的一種。此時，皮膚會出現明顯紋路，所以稱為皮膚劃紋症。韓國約有百分之五的人口有這種皮膚病，沒有明確的原因，屬於過敏性體質會出現的特殊症狀。分為一開始是單純皮膚腫脹、紅腫，很快就會消失的單純皮膚劃紋症，以及發疹部位漸增，會帶來嚴重搔癢的皮膚劃紋症。

類固醇副作用

長期使用類固醇引起的皮膚損傷病變，會引起皮膚變薄、產生炎症，出現紅潮、發熱的症狀。嚴重的情況會導致皮膚急速惡化，全身都會出現過敏症狀，可視為使用類固醇伴隨的現象。

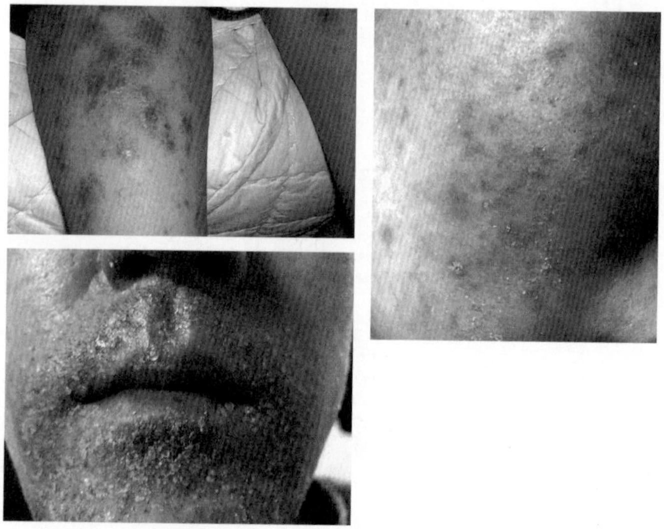

乾癬

帶有銀白色角質的丘疹性疾患，多出現於手肘、膝蓋、屁股、頭皮等刺激較多的部位，若與遺傳有關係的話，會在二十歲左右出現，一出現就會持續十到二十年以上。早期出現之後會發展成各種皮膚疾病的可能性高，所以初期最重要的是積極接受治療。常見症狀是小小的、鮮紅的丘疹漸漸擴大，結合成錢幣、或是板狀的模樣，上方會覆蓋有銀白色的角質，下方有紅斑。此外，還有水滴狀乾癬、膿包性乾癬、剝落性乾癬等。

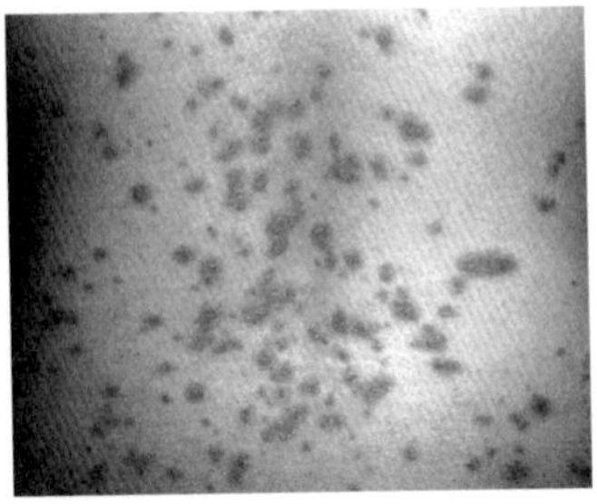

《救救過敏》

作　者　李吉榮
譯　者　陳聖薇
內頁排版　周亞萱
封面設計　倪旻鋒
副總編輯　陳毓葳
社　長　郭重興
發行人兼出版總監　曾大福
出 版 者　奇点出版
發　行　遠足文化事業股份有限公司
231新北市新店區民權路108之2號9樓
電話（02）22181417　傳真（02）86671891
劃撥帳號19504465　戶名　遠足文化事業股份有限公司
客服專線　0800221029
E-MAIL　service@bookrep.com.tw
網　站　http://www.bookrep.com.tw/
印　製　前進彩藝有限公司　電話：（02）22250085
法律顧問　華洋法律事務所　蘇文生律師
定　價　300元
初版一刷　2018年11月

歡迎團體訂購，另有優惠，
請洽業務部（02）22181417#1121、1124

國家圖書館出版品預行編目（CIP）資料

救救過敏 / 李吉榮著；陳聖薇譯. --
初版. -- 新北市：奇点出版：遠足文化發行，
2018.11　面；　公分
ISBN 978-986-96316-4-8(平裝)
1. 過敏性疾病 2. 保健常識 3. 食療
415.74　　　　107018340